Pilates per Principianti: Il Tuo Percorso Verso la Forma Perfetta

Scopri come snellire il corpo, modellare i glutei, scolpire l'addome e raggiungere la perdita di peso con esercizi semplici e efficaci.

Di Francesco Martini

Capitolo 1: Introduzione al Pilates

1.1 Storia e Origini del Pilates

Il metodo Pilates, conosciuto anche come Contrology, è stato sviluppato all'inizio del XX secolo da Joseph Pilates, un appassionato di fitness nato in Germania nel 1883. La storia e le origini di questo metodo di esercizio sono affascinanti e profondamente legate alla vita del suo creatore, il quale ha saputo trasformare la propria debolezza fisica in una forza rivoluzionaria nel campo del fitness e della riabilitazione.

Joseph Pilates era un bambino di salute cagionevole, soffrendo di asma, rachitismo e febbre reumatica. Determinato a superare queste debolezze, iniziò a studiare varie forme di esercizio fisico, tra cui la ginnastica, il culturismo e le arti marziali. Inoltre, si interessò profondamente all'anatomia e alla biomeccanica del corpo umano. Combinando queste conoscenze, Pilates sviluppò una serie di esercizi che miravano a migliorare la forza, la flessibilità e la postura, enfatizzando il controllo mentale e fisico dei movimenti. Durante la Prima Guerra Mondiale, Joseph Pilates fu internato in un campo di prigionia in Inghilterra, dove mise a punto i suoi esercizi utilizzando le molle dei letti per creare resistenza e aiutare i compagni di prigionia feriti a riabilitarsi. Questo periodo fu cruciale per l'evoluzione del suo metodo, poiché sviluppò l'idea che l'esercizio fisico poteva non solo mantenere la salute ma anche riabilitare e rafforzare il corpo in modo efficace.

Dopo la guerra, Pilates tornò in Germania, dove continuò a sviluppare e insegnare il suo metodo. Tuttavia, deluso dal clima politico e sociale, nel 1926 emigrò negli Stati Uniti. A New York, aprì uno studio insieme alla moglie Clara, dove cominciò a lavorare con ballerini, atleti e persone comuni. Il loro studio si trovava nello stesso edificio di diverse scuole di danza, il che portò molti ballerini professionisti a scoprire i benefici del metodo Pilates per migliorare le loro performance e prevenire gli infortuni.

Il metodo Pilates iniziò a guadagnare popolarità grazie alla sua efficacia e ai risultati visibili che i praticanti ottenevano. Joseph Pilates credeva fermamente che il benessere fisico fosse essenziale per la salute mentale e la felicità, e il suo approccio olistico al fitness rifletteva questa convinzione. Scrisse diversi libri, tra cui "Your Health" e "Return to Life through Contrology", dove delineava i principi fondamentali e i benefici del suo metodo.

Il metodo Pilates è stato ulteriormente sviluppato e adattato nel corso degli anni dai suoi studenti, molti dei quali sono diventati insegnanti di Pilates e hanno aperto i propri studi. Questi "anziani" del Pilates, come Romana Kryzanowska e Eve Gentry, hanno contribuito a diffondere il metodo in tutto il mondo, mantenendo viva l'eredità di Joseph Pilates.

Oggi, il Pilates è praticato a livello globale e riconosciuto per i suoi numerosi benefici. È utilizzato non solo per migliorare la forma fisica generale, ma anche in programmi di riabilitazione e allenamento sportivo. Il metodo ha continuato a evolversi, incorporando nuove tecniche e attrezzature, ma i principi fondamentali di controllo, precisione, respirazione e centralità del core rimangono al centro della pratica.

Conoscere la storia e le origini del Pilates non solo arricchisce la comprensione di questo metodo, ma fornisce anche un contesto per apprezzare i suoi principi fondamentali, che saranno esplorati nel prossimo punto. Questi principi sono essenziali per praticare il Pilates in modo efficace e sicuro, e rappresentano il cuore del metodo che Joseph Pilates ha sviluppato e perfezionato nel corso della sua vita.

1.2 <u>Principi Fondamentali del Pilates</u>

Il metodo Pilates si basa su una serie di principi fondamentali che guidano ogni movimento e pratica. Questi principi non solo assicurano che gli esercizi vengano eseguiti correttamente, ma massimizzano anche i benefici fisici e mentali del Pilates. Comprendere e applicare questi principi è essenziale per chiunque inizi il proprio percorso con il Pilates, garantendo un'esperienza di allenamento sicura ed efficace.

Uno dei principi cardine del Pilates è la stretta connessione tra mente e corpo. Joseph Pilates credeva fermamente che per ottenere il massimo beneficio dagli esercizi fosse necessario un alto livello di consapevolezza mentale. Ogni movimento deve essere eseguito con concentrazione e intenzione, permettendo alla mente di guidare il corpo. Questa connessione migliora non solo l'efficacia degli esercizi, ma anche la consapevolezza corporea generale, facilitando il controllo posturale e la coordinazione. Il controllo, originariamente chiamato "Contrology" da Joseph Pilates, è un principio chiave del metodo. Ogni esercizio deve essere eseguito con precisione, evitando movimenti bruschi o non controllati. Questo principio aiuta a prevenire infortuni e a sviluppare una muscolatura armoniosa. La precisione nei movimenti richiede pratica e concentrazione, ma è fondamentale per raggiungere i benefici completi del Pilates. Attraverso il controllo, ogni muscolo viene attivato in modo corretto, garantendo un allenamento equilibrato e completo.

Il "core", spesso definito come il centro del corpo, è fondamentale nel Pilates. Comprende i muscoli dell'addome, della schiena bassa, dei fianchi e del pavimento pelvico. Un core forte e stabile è essenziale per eseguire correttamente gli esercizi di Pilates e per mantenere una buona postura. Il rafforzamento del core non solo migliora la stabilità e l'equilibrio, ma contribuisce anche a prevenire dolori alla schiena e altri problemi muscoloscheletrici. Molti esercizi di Pilates sono progettati specificamente per attivare e rafforzare questi muscoli profondi.

La respirazione corretta è un altro principio fondamentale del Pilates. Una respirazione consapevole e coordinata con i movimenti aiuta a migliorare la circolazione sanguigna, ossigenare i muscoli e ridurre lo stress. Joseph Pilates enfatizzava l'importanza di una respirazione laterale toracica, che consente di mantenere il core attivo durante l'inspirazione e l'espirazione. La concentrazione è strettamente legata alla respirazione, poiché richiede attenzione e controllo mentale per eseguire correttamente ogni esercizio. Respirare correttamente mentre si eseguono movimenti precisi è cruciale per ottimizzare i benefici del Pilates. L'equilibrio e la postura sono principi fondamentali che si sviluppano naturalmente attraverso la pratica del Pilates. Un buon equilibrio permette di eseguire movimenti fluidi e coordinati, riducendo il rischio di cadute e infortuni. La postura corretta è essenziale per mantenere la colonna vertebrale allineata e prevenire dolori e tensioni muscolari. Gli esercizi di Pilates sono progettati per rafforzare i muscoli posturali e migliorare l'equilibrio, contribuendo a una postura eretta e sana sia durante l'allenamento che nella vita quotidiana.

Questi principi fondamentali del Pilates non solo guidano la pratica degli esercizi, ma anche la filosofia generale del metodo. Ogni movimento, ogni respiro e ogni momento di concentrazione contribuiscono a creare un corpo più forte, flessibile e consapevole. Nel prossimo punto, esamineremo i benefici fisici specifici del Pilates, approfondendo come questi principi fondamentali si traducono in miglioramenti tangibili per la salute e il benessere.

1.3 <u>Benefici Fisici del Pilates</u>

Il Pilates offre una vasta gamma di benefici fisici, rendendolo una pratica ideale per persone di tutte le età e livelli di fitness. Questa sezione esplorerà come il Pilates può migliorare la forza, la flessibilità, la postura, la coordinazione e la gestione del peso corporeo, fornendo una base solida per una salute fisica ottimale. Uno dei principali benefici del Pilates è il miglioramento della forza muscolare, in particolare del core, che include addome, schiena bassa, fianchi e pavimento pelvico. Gli esercizi di Pilates sono progettati per attivare questi muscoli profondi attraverso movimenti controllati e precisi. La pratica regolare porta a un core più forte, che è fondamentale per la stabilità e il supporto della colonna vertebrale. Inoltre, il Pilates favorisce uno sviluppo muscolare equilibrato, tonificando e rafforzando i muscoli senza creare un'eccessiva massa muscolare. Il Pilates incorpora esercizi che allungano e allentano i muscoli, migliorando la flessibilità complessiva del corpo. Questa maggiore flessibilità non solo aiuta a prevenire infortuni, ma permette anche una gamma di movimento più ampia nelle attività quotidiane. Gli esercizi di allungamento e i movimenti fluidi del Pilates contribuiscono a ridurre la rigidità muscolare e articolare, favorendo un corpo più agile e mobile. La pratica del Pilates pone una grande enfasi sull'allineamento posturale corretto e sulla consapevolezza corporea. Un core forte e una maggiore flessibilità aiutano a mantenere una postura eretta e corretta, riducendo il rischio di problemi posturali come la cifosi e la lordosi. Migliorando la postura, il Pilates aiuta anche a prevenire e alleviare il mal di schiena, una condizione comune dovuta a una postura scorretta e a muscoli del core deboli. Il Pilates richiede una grande precisione nei movimenti, che aiuta a migliorare la coordinazione e l'equilibrio. Gli esercizi di Pilates stimolano il sistema neuromuscolare, migliorando la comunicazione tra il cervello e i muscoli. Questo è particolarmente benefico per gli anziani o per chiunque desideri migliorare il proprio equilibrio e ridurre il rischio di cadute. La migliorata coordinazione si riflette anche nelle attività quotidiane, rendendo i movimenti più fluidi e sicuri. Sebbene il Pilates non sia principalmente un esercizio aerobico, può comunque contribuire alla perdita di peso e al mantenimento della forma fisica. Gli esercizi di Pilates aumentano il tono muscolare e migliorano il metabolismo, aiutando a bruciare calorie in modo più efficiente. Combinato con una dieta equilibrata e altre forme di attività fisica, il Pilates può essere una parte efficace di un programma di perdita di peso. Inoltre, poiché il Pilates è una forma di esercizio a basso impatto, è adatto per persone di tutte le età e livelli di fitness, inclusi coloro che potrebbero avere limitazioni fisiche o infortuni.

Questi benefici fisici del Pilates non solo migliorano la salute generale, ma anche la qualità della vita. Un corpo più forte, flessibile e ben equilibrato è meno soggetto a infortuni e dolori, e può affrontare le sfide quotidiane con maggiore facilità e sicurezza. Nel prossimo punto, esploreremo i benefici mentali del Pilates, poiché il miglioramento fisico va di pari passo con il benessere mentale, completando un quadro olistico di salute e fitness.

1.4 Benefici Mentali del Pilates

Il Pilates non offre solo vantaggi fisici, ma anche notevoli benefici mentali. Questo metodo di esercizio è progettato per promuovere un equilibrio tra mente e corpo, migliorando il benessere psicologico e la qualità della vita. In questa sezione, esploreremo come il Pilates può contribuire a ridurre lo stress, migliorare la concentrazione, aumentare la consapevolezza corporea, potenziare l'autostima e favorire una mentalità positiva.

Uno dei benefici più significativi del Pilates è la sua capacità di ridurre lo stress e l'ansia. Durante una sessione di Pilates, l'attenzione è focalizzata sulla respirazione controllata e sui movimenti precisi, il che aiuta a calmare la mente e ridurre le tensioni. La respirazione profonda e ritmica utilizzata nel Pilates attiva il sistema nervoso parasimpatico, promuovendo uno stato di rilassamento e calma. Questo effetto rilassante è particolarmente utile per chi vive uno stile di vita frenetico e stressante. Il Pilates richiede un alto livello di concentrazione e controllo mentale per eseguire correttamente gli esercizi. Questa pratica aiuta a migliorare la capacità di focalizzarsi e mantenere l'attenzione, beneficiando non solo le sessioni di allenamento, ma anche le attività quotidiane e lavorative. La capacità di concentrazione sviluppata con il Pilates può portare a una maggiore produttività e efficienza in vari aspetti della vita. Il Pilates enfatizza la connessione mente-corpo, migliorando la consapevolezza corporea. Ogni movimento è eseguito con attenzione e precisione, incoraggiando i praticanti a diventare più consapevoli di come il loro corpo si muove e reagisce. Questa maggiore consapevolezza corporea aiuta a riconoscere e correggere abitudini posturali scorrette, prevenendo potenziali infortuni e migliorando la qualità dei movimenti. La consapevolezza corporea acquisita con il Pilates può influenzare positivamente anche altre forme di esercizio e attività quotidiane. Praticare regolarmente il Pilates può portare a un potenziamento dell'autostima e della fiducia in sé stessi. I progressi visibili, come il miglioramento della forza, della flessibilità e della postura, contribuiscono a una maggiore percezione di sé positiva. Sentirsi fisicamente più forti e agili può aumentare la fiducia nelle proprie capacità. Inoltre, il raggiungimento di obiettivi personali nel Pilates, come l'esecuzione di esercizi più complessi, può rafforzare la determinazione e la resilienza.

I benefici mentali del Pilates completano e potenziano i benefici fisici, creando un equilibrio armonioso tra corpo e mente. Questo equilibrio è fondamentale per il benessere generale e per una vita sana e felice. Nel prossimo punto, esploreremo perché il Pilates è particolarmente adatto ai principianti, fornendo un'introduzione accessibile e gratificante a questa pratica versatile. Conoscere i benefici mentali del Pilates aiuta a comprendere come questa disciplina possa migliorare non solo la forma fisica, ma anche la qualità della vita nel suo complesso.

1.5 <u>Perché il Pilates è Adatto ai Principianti</u>

Il Pilates è una disciplina straordinariamente versatile e accessibile, particolarmente adatta a chi si avvicina all'esercizio fisico per la prima volta. Ci sono diverse ragioni per cui il Pilates è ideale per i principianti, tra cui la sua natura a basso impatto, la possibilità di adattare gli esercizi, l'enfasi sulla corretta esecuzione e postura, il miglioramento progressivo e il supporto alla consapevolezza corporea. Uno dei principali motivi per cui il Pilates è adatto ai principianti è la sua natura a basso impatto. Gli esercizi di Pilates sono progettati per essere gentili sulle articolazioni, riducendo il rischio di infortuni e affaticamento muscolare. Questo rende il Pilates una scelta eccellente per chi ha subito infortuni in passato o per chi ha limitazioni fisiche. La pratica a basso impatto permette ai principianti di iniziare un percorso di fitness senza mettere eccessiva pressione sul corpo, rendendo l'esperienza più piacevole e sostenibile. Il Pilates è altamente adattabile, il che significa che gli esercizi possono essere modificati per adattarsi al livello di fitness e alle esigenze individuali. Gli istruttori di Pilates sono formati per offrire variazioni degli esercizi, rendendoli più facili o più difficili a seconda delle capacità del praticante. Questa adattabilità è fondamentale per i principianti, che possono iniziare con movimenti semplici e progressivamente avanzare verso esercizi più complessi man mano che acquisiscono forza e fiducia. Il Pilates pone una forte enfasi sulla corretta esecuzione degli esercizi e sulla postura. Questo focus aiuta i principianti a sviluppare una base solida di tecnica e consapevolezza corporea. Gli istruttori guidano i praticanti attraverso ogni movimento, correggendo eventuali errori e assicurando che gli esercizi siano eseguiti in modo sicuro ed efficace. Imparare a mantenere una postura corretta fin dall'inizio aiuta a prevenire infortuni e a massimizzare i benefici del Pilates. Il Pilates incoraggia un miglioramento progressivo, rendendolo ideale per i principianti che possono vedere e sentire i risultati dei loro sforzi nel tempo. Gli esercizi di Pilates sono strutturati per costruire forza, flessibilità e controllo gradualmente. I principianti possono iniziare con esercizi di base e, man mano che acquisiscono competenza e fiducia, possono affrontare movimenti più avanzati. Questo approccio graduale aiuta a mantenere la motivazione e il senso di realizzazione, rendendo più facile mantenere una routine di esercizio regolare. Il Pilates aiuta a sviluppare una maggiore consapevolezza corporea, una competenza cruciale per chiunque inizi un programma di fitness. La pratica del Pilates richiede concentrazione e attenzione ai dettagli del movimento e della respirazione. Questa attenzione consapevole migliora la connessione mente-corpo, aiutando i principianti a diventare più in sintonia con il proprio corpo. La consapevolezza corporea è fondamentale per eseguire gli esercizi in modo sicuro e per applicare le tecniche di Pilates nelle attività quotidiane.

In sintesi, il Pilates è particolarmente adatto ai principianti grazie alla sua natura a basso impatto, alla possibilità di adattare gli esercizi, all'enfasi sulla corretta esecuzione e postura, al miglioramento progressivo e al supporto alla consapevolezza corporea. Questi aspetti rendono il Pilates non solo un punto di partenza accessibile per chi è nuovo all'esercizio fisico, ma anche una pratica che può essere sostenuta e goduta a lungo termine.

Passando al prossimo capitolo, è importante esplorare l'attrezzatura di base necessaria per iniziare la pratica del Pilates. Conoscere gli strumenti e le risorse necessarie aiuterà i principianti a prepararsi adeguatamente e a creare un ambiente di allenamento confortevole e sicuro.

Capitolo 2: Attrezzatura e Abbigliamento

2.1 Attrezzatura di base

Per iniziare con il Pilates, è importante conoscere e avere a disposizione l'attrezzatura di base. Sebbene il Pilates possa essere praticato quasi ovunque e con pochi strumenti, avere l'attrezzatura giusta può migliorare l'esperienza e i benefici degli esercizi. Questa sezione esplorerà i principali strumenti necessari per cominciare, come tappetini, elastici, rulli di schiuma e piccoli pesi, offrendo consigli su come scegliere i migliori prodotti per le proprie esigenze. Il tappetino è l'elemento essenziale per praticare il Pilates. A differenza dei tappetini da yoga, i tappetini da Pilates sono spesso più spessi per offrire un maggiore supporto e ammortizzazione durante gli esercizi a terra. La scelta di un tappetino di buona qualità è importante per garantire comfort e stabilità, prevenendo scivolamenti e riducendo la pressione sulle articolazioni. Quando scegli un tappetino, cerca uno che sia antiscivolo e abbastanza largo e lungo da permettere movimenti completi senza limitazioni.

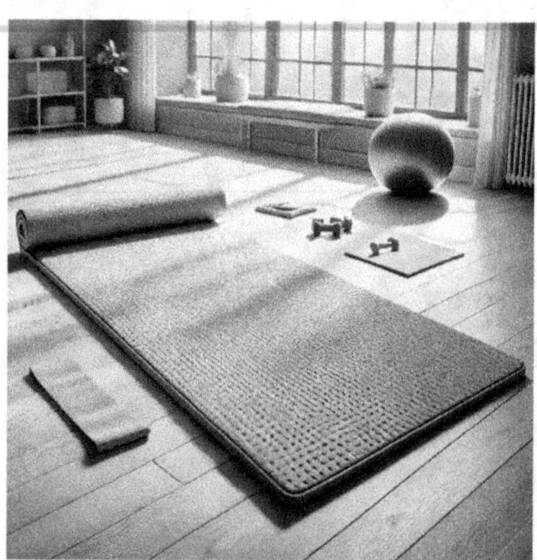

Gli elastici di resistenza, o bande elastiche, sono strumenti versatili che aggiungono un livello di difficoltà agli esercizi di Pilates. Disponibili in diverse resistenze, questi elastici possono essere utilizzati per aumentare la forza e la flessibilità. Sono leggeri, portatili e facili da usare, il che li rende ideali per l'allenamento a casa o in viaggio. Gli elastici di resistenza aiutano a lavorare su gruppi muscolari specifici, migliorando il controllo e l'efficacia dei movimenti.

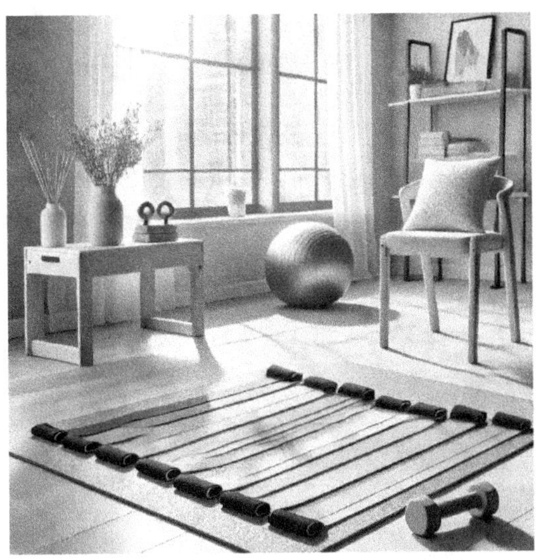

Il rullo di schiuma è un altro strumento utile per i principianti del Pilates. Utilizzato principalmente per il rilascio miofasciale e il massaggio muscolare, il rullo di schiuma aiuta a ridurre le tensioni e a migliorare la circolazione. Inoltre, può essere utilizzato per eseguire una varietà di esercizi che migliorano la stabilità e l'equilibrio. Scegli un rullo di schiuma di densità media per iniziare, in modo da ottenere un buon equilibrio tra comfort e efficacia. Anche se il Pilates tradizionale non utilizza pesi, l'integrazione di piccoli pesi (1-2 kg) può aumentare l'intensità degli esercizi e migliorare la tonificazione muscolare.

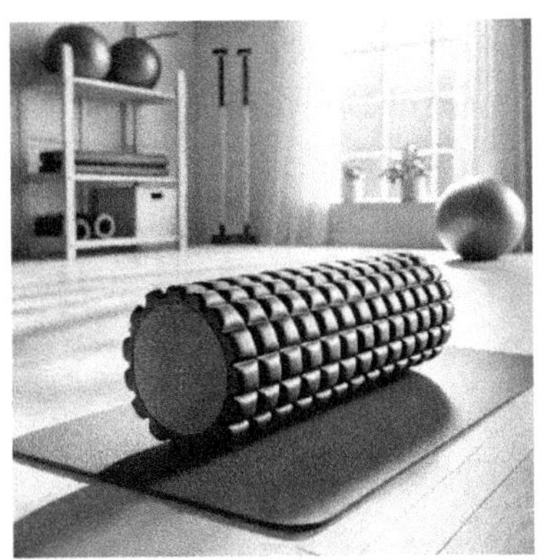

Le palline da Pilates, solitamente morbide e di piccole dimensioni, sono utili per esercizi di stabilizzazione e possono essere utilizzate per aggiungere varietà agli allenamenti. Questi strumenti sono particolarmente utili per rafforzare i muscoli del core e migliorare la coordinazione. L'abbigliamento gioca un ruolo importante nella pratica del Pilates. Indossa abiti comodi e aderenti che permettano una completa libertà di movimento. Evita vestiti troppo larghi che potrebbero impigliarsi o interferire con i movimenti. Inoltre, è preferibile praticare Pilates a piedi nudi o con calze antiscivolo per migliorare la presa e la stabilità.

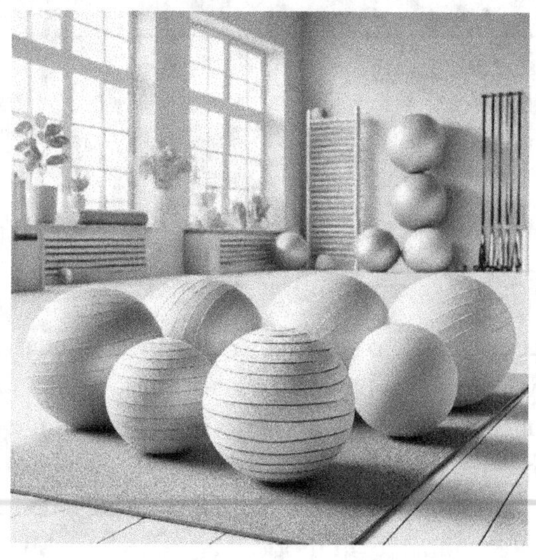

Avere l'attrezzatura di base giusta è il primo passo per iniziare il tuo percorso nel Pilates. Ogni strumento ha un ruolo specifico nel migliorare la tua esperienza di allenamento, rendendo gli esercizi più efficaci e sicuri. Ora che hai una comprensione completa dell'attrezzatura di base, possiamo passare a esplorare l'attrezzatura avanzata nel prossimo punto. Conoscere e utilizzare questi strumenti avanzati può aiutare a intensificare gli allenamenti e a raggiungere nuovi livelli di fitness e benessere.

2.2 Attrezzatura Avanzata

Una volta che hai familiarizzato con l'attrezzatura di base e ti senti a tuo agio con gli esercizi fondamentali del Pilates, potresti voler esplorare attrezzature più avanzate. Questi strumenti non solo ampliano la gamma di esercizi possibili, ma possono anche intensificare il tuo allenamento, aiutandoti a raggiungere livelli superiori di forza, flessibilità e controllo. In questa sezione, discuteremo le principali attrezzature avanzate del Pilates, come il Reformer, la Cadillac, la sedia Wunda e il barrel, fornendo una panoramica delle loro caratteristiche e benefici.

Il Reformer è probabilmente l'attrezzo più iconico e versatile del Pilates. Consiste in una piattaforma mobile su binari, con molle che forniscono resistenza variabile. Il Reformer permette di eseguire una vasta gamma di esercizi in diverse posizioni: sdraiati, seduti, in piedi e in ginocchio. L'uso del Reformer aiuta a migliorare la forza del core, la flessibilità, l'equilibrio e la coordinazione. Inoltre, la resistenza regolabile lo rende adatto a praticanti di tutti i livelli, dai principianti agli esperti.

La Cadillac, anche conosciuta come Trapeze Table, è un altro attrezzo avanzato del Pilates. È costituita da un letto con una struttura di metallo che supporta varie barre, cinghie e molle. La Cadillac offre un'ampia varietà di esercizi che possono aiutare a sviluppare forza, flessibilità e stabilità. È particolarmente utile per eseguire esercizi di sospensione e trazione, che sono ottimi per rafforzare il core e migliorare la postura. La Cadillac è uno strumento potente per la riabilitazione, poiché consente di eseguire movimenti assistiti che riducono lo stress sulle articolazioni.

La sedia Wunda è un attrezzo compatto ma estremamente efficace per il Pilates. Consiste in una struttura simile a una sedia con una piattaforma mobile che può essere premuta verso il basso contro la resistenza delle molle. La sedia Wunda è ottima per lavorare sulla forza delle gambe, del core e delle braccia. Gli esercizi su questo attrezzo possono essere eseguiti seduti, in piedi o in equilibrio, offrendo una sfida unica e diversificata. La sedia Wunda è ideale per chi desidera intensificare il proprio allenamento e migliorare l'equilibrio e la stabilità.

Il barrel, disponibile in diverse varianti come lo spine corrector e il ladder barrel, è progettato per migliorare la flessibilità e la mobilità della colonna vertebrale. Questo attrezzo aiuta a eseguire estensioni e flessioni profonde, favorendo un migliore allineamento vertebrale e una maggiore apertura del torace e delle spalle. Il barrel è particolarmente utile per allungare e rafforzare i muscoli del core, migliorando la postura e alleviando la tensione muscolare.

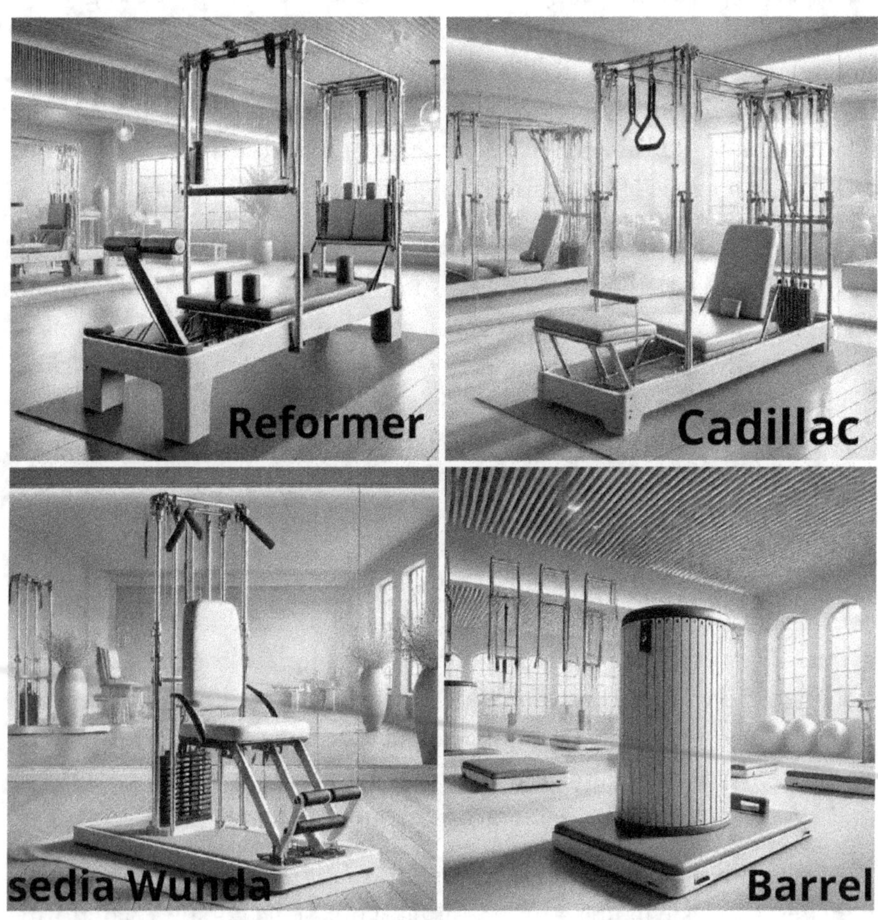

Il Magic Circle, o Pilates ring, è un attrezzo circolare con due maniglie laterali. È usato per aggiungere resistenza agli esercizi di Pilates, aiutando a tonificare i muscoli del core, delle braccia e delle gambe. Il Magic Circle è leggero e portatile, rendendolo ideale per allenamenti a casa o in viaggio. Gli esercizi con il Magic Circle possono essere eseguiti in varie posizioni, offrendo una sfida aggiuntiva e un maggiore coinvolgimento muscolare.

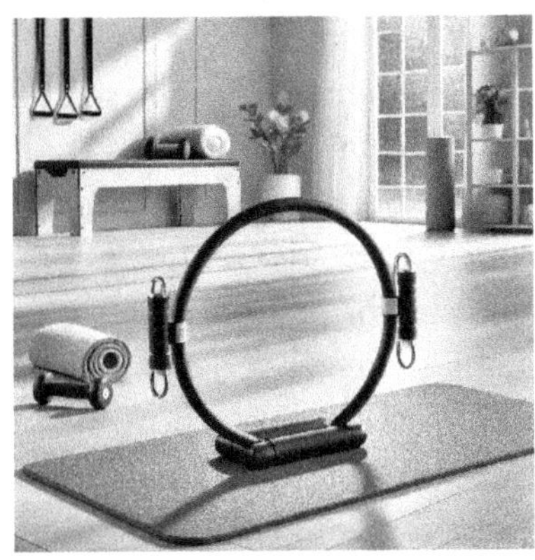

L'uso dell'attrezzatura avanzata del Pilates può portare i tuoi allenamenti a un livello superiore, offrendo nuove sfide e benefici. Tuttavia, è importante avere una solida base di conoscenze e competenze negli esercizi di Pilates prima di passare a questi attrezzi avanzati. Iniziare con un istruttore qualificato può aiutare a garantire che gli esercizi siano eseguiti correttamente e in sicurezza.

Con una comprensione completa dell'attrezzatura avanzata, possiamo ora passare a discutere l'importanza dell'abbigliamento adeguato per la pratica del Pilates. Indossare l'abbigliamento giusto può migliorare il comfort e la sicurezza durante gli allenamenti, contribuendo a un'esperienza più efficace e piacevole.

2.3 Consigli sull'Abbigliamento

Scegliere l'abbigliamento giusto per praticare Pilates è fondamentale per garantire comfort, libertà di movimento e sicurezza durante l'allenamento. L'abbigliamento adeguato può influire significativamente sulla qualità della tua pratica, permettendoti di concentrarti sugli esercizi senza distrazioni. In questa sezione, esploreremo le caratteristiche chiave dell'abbigliamento ideale per il Pilates, offrendo consigli su materiali, vestibilità e accessori utili.

Il Pilates richiede movimenti fluidi e controllati, quindi è essenziale indossare abiti realizzati con materiali traspiranti e elasticizzati. I tessuti come il cotone misto con spandex, il nylon e il poliestere sono ottime scelte poiché permettono una buona ventilazione e offrono elasticità. Questi materiali aiutano a mantenere la pelle asciutta e fresca, assorbendo il sudore e prevenendo irritazioni cutanee. Assicurati che l'abbigliamento sia morbido al tatto e che non causi sfregamenti durante gli esercizi. L'abbigliamento per il Pilates dovrebbe essere aderente ma non restrittivo. Vestiti troppo larghi possono interferire con i movimenti e diventare un rischio per la sicurezza, poiché potrebbero impigliarsi nelle attrezzature o limitare la visibilità del corpo. Un abbigliamento aderente consente agli istruttori di vedere chiaramente la tua postura e di correggere eventuali errori. Tuttavia, evita abiti troppo stretti che possano limitare la tua libertà di movimento o causare disagio.

Indossare strati leggeri e versatili può essere utile durante una sessione di Pilates. Inizia con una maglietta leggera o una canotta e aggiungi un pullover o una giacca leggera per il riscaldamento iniziale. Gli strati possono essere rimossi facilmente man mano che il corpo si riscalda. Assicurati che i capi siano facili da indossare e togliere, senza bottoni o cerniere che possano causare fastidi durante gli esercizi.

Per le donne, indossare un reggiseno sportivo che offra un buon sostegno è essenziale. Scegli un reggiseno sportivo con un supporto adeguato, preferibilmente senza ferretti, che possa offrire comfort durante i movimenti fluidi del Pilates. Un reggiseno sportivo ben progettato riduce il movimento del seno, prevenendo disagio e possibili danni ai tessuti.

Il Pilates viene generalmente praticato a piedi nudi o con calze antiscivolo. Le calze antiscivolo sono progettate con grip in gomma sulla suola, che offrono una migliore aderenza sul tappetino o sulle attrezzature. Praticare a piedi nudi può anche aiutare a migliorare l'equilibrio e la stabilità, permettendo una connessione più diretta con il suolo. La scelta tra piedi nudi e calze antiscivolo dipende dalle tue preferenze personali e dal tipo di esercizi che eseguirai. Alcuni accessori possono migliorare ulteriormente la tua esperienza di Pilates. Ad esempio, una fascia per capelli può tenere i capelli lontani dal viso, permettendoti di concentrarti sugli esercizi senza distrazioni. Un asciugamano piccolo può essere utile per asciugare il sudore durante l'allenamento. Infine, una borsa sportiva spaziosa e organizzata ti permette di portare comodamente tutto l'occorrente per la tua sessione di Pilates. Indossare l'abbigliamento giusto è un aspetto fondamentale per praticare il Pilates in modo efficace e sicuro. Seguendo questi consigli, potrai creare un guardaroba adatto alle tue esigenze, migliorando la qualità della tua pratica e il tuo comfort generale.

Dopo aver esaminato l'importanza dell'abbigliamento adeguato, è essenziale anche sapere come mantenere correttamente l'attrezzatura che utilizzi per il Pilates. Un'attrezzatura ben curata garantisce una lunga durata e una pratica sicura ed efficace. Nel prossimo punto, esploreremo i consigli per il mantenimento dell'attrezzatura, assicurandoti che tutto il tuo equipaggiamento rimanga in ottime condizioni.

2.4 Mantenimento dell'Attrezzatura

Mantenere l'attrezzatura di Pilates in buone condizioni è fondamentale per garantire una pratica sicura, efficace e duratura. Una cura adeguata degli strumenti non solo ne prolunga la vita utile, ma assicura anche che tu possa ottenere il massimo dai tuoi allenamenti senza rischi di infortuni. In questa sezione, discuteremo le migliori pratiche per la manutenzione di tappetini, elastici, rulli di schiuma, piccoli pesi e attrezzature avanzate come il Reformer, la Cadillac, la sedia Wunda e il barrel. La pulizia regolare è essenziale per mantenere l'igiene e la funzionalità della tua attrezzatura di Pilates. Per i tappetini, utilizza un detergente delicato e acqua calda per pulire entrambe le superfici dopo ogni uso. Evita prodotti chimici aggressivi che potrebbero danneggiare il materiale. Per gli elastici di resistenza, puliscili con un panno umido e assicurati di asciugarli completamente prima di riporli, poiché l'umidità può deteriorare il materiale nel tempo. I rulli di schiuma possono essere puliti con sapone delicato e acqua, e lasciati asciugare all'aria.

Esegui ispezioni periodiche su tutte le attrezzature per individuare segni di usura o danni. Controlla i tappetini per eventuali strappi o parti sottili che potrebbero compromettere la loro efficacia e sicurezza. Gli elastici di resistenza devono essere esaminati per crepe o punti deboli che potrebbero causare rotture durante l'uso. I rulli di schiuma dovrebbero essere controllati per deformazioni o deterioramenti della superficie. Per le attrezzature avanzate come il Reformer e la Cadillac, verifica che tutte le parti mobili, le molle e le cinghie siano in buone condizioni e funzionino correttamente. Le attrezzature avanzate, come il Reformer e la Cadillac, richiedono una manutenzione più specifica. Assicurati di lubrificare regolarmente le parti mobili, come i binari e le molle, seguendo le raccomandazioni del produttore. Questo aiuta a prevenire l'usura e garantisce un funzionamento fluido. Effettua regolazioni periodiche per mantenere le tensioni corrette nelle molle e controlla che tutte le connessioni siano sicure e stabili. Una manutenzione regolare non solo prolunga la vita delle attrezzature, ma migliora anche la qualità dei tuoi allenamenti. La conservazione adeguata dell'attrezzatura è cruciale per mantenerla in buone condizioni. I tappetini dovrebbero essere arrotolati e conservati in un luogo asciutto e lontano dalla luce diretta del sole per evitare il deterioramento del materiale. Gli elastici di resistenza devono essere riposti in un sacchetto o contenitore per proteggerli dalla polvere e dai danni causati dalla luce. I rulli di schiuma possono essere impilati ordinatamente o conservati in un armadio. Per le attrezzature avanzate, come il Reformer e la Cadillac, coprile con un telo protettivo quando non sono in uso per prevenire l'accumulo di polvere e sporco. Per le attrezzature avanzate, considera la possibilità di programmare manutenzioni professionali periodiche. Un tecnico qualificato può eseguire controlli approfonditi e riparazioni necessarie, garantendo che l'attrezzatura rimanga in condizioni ottimali. Questa pratica è particolarmente importante per attrezzi come il Reformer e la Cadillac, che hanno componenti meccanici complessi e richiedono una manutenzione specialistica per assicurare la sicurezza e l'efficacia durante l'uso.

Con la tua attrezzatura in perfette condizioni, è importante anche creare uno spazio di allenamento adatto. Un ambiente confortevole e ben organizzato può migliorare notevolmente la tua esperienza di Pilates, favorendo la concentrazione e il relax. Nel prossimo punto, esploreremo come allestire uno spazio di allenamento ideale per il Pilates, garantendo un ambiente che promuova il benessere fisico e mentale.

2.5 Spazio di Allenamento

Creare uno spazio di allenamento adeguato è fondamentale per una pratica di Pilates efficace e piacevole. Un ambiente ben organizzato e accogliente può migliorare notevolmente la tua esperienza di allenamento, aiutandoti a concentrarti e a rilassarti. In questa sezione, esamineremo gli elementi chiave per allestire uno spazio di allenamento ideale, inclusi suggerimenti su come scegliere la posizione giusta, l'importanza della luce e della ventilazione, l'organizzazione dell'attrezzatura e la creazione di un'atmosfera motivante. Il primo passo per creare uno spazio di allenamento adeguato è scegliere la posizione giusta all'interno della tua casa. Trova una stanza o un'area che offra abbastanza spazio per muoverti liberamente e che sia lontana da distrazioni. È importante avere sufficiente spazio per eseguire gli esercizi senza ostacoli, quindi evita aree affollate o con molti mobili. Se possibile, scegli una stanza con una porta che puoi chiudere per ridurre i rumori esterni e creare un ambiente tranquillo e concentrato. Una buona illuminazione e una ventilazione adeguata sono essenziali per creare un ambiente di allenamento confortevole. La luce naturale è la migliore opzione, poiché aiuta a migliorare l'umore e l'energia. Se la tua stanza ha finestre, assicurati di sfruttare al massimo la luce del giorno. Per le sessioni serali o in spazi senza finestre, utilizza luci a LED che simulano la luce naturale. Se possibile, apri le finestre per far entrare aria fresca o utilizza un ventilatore o un purificatore d'aria per migliorare la qualità dell'aria interna.

Mantenere l'attrezzatura di Pilates ben organizzata è importante per garantire un ambiente ordinato e funzionale. Utilizza scaffali, ganci o contenitori per riporre tappetini, elastici, rulli di schiuma e altri accessori. Assicurati che ogni attrezzo abbia il suo posto specifico, in modo da poterli trovare facilmente quando ne hai bisogno e riporli rapidamente dopo l'uso. Per le attrezzature più grandi, come il Reformer o la Cadillac, assicurati che siano posizionate in modo da non intralciare i movimenti e che siano facilmente accessibili. L'atmosfera del tuo spazio di allenamento può influenzare notevolmente la tua motivazione e il tuo atteggiamento durante gli esercizi. Personalizza l'ambiente con elementi che ti ispirano e ti rilassano. Puoi appendere poster motivazionali, foto di paesaggi naturali o opere d'arte che ami. Utilizza candele profumate, diffusori di oli essenziali o incenso per creare un'atmosfera rilassante e piacevole. La musica può anche svolgere un ruolo importante; crea una playlist con brani che ti motivano e ti aiutano a concentrarti durante l'allenamento. Mantenere lo spazio di allenamento pulito e ben curato è essenziale per una pratica di Pilates efficace e sicura. Pulisci regolarmente il pavimento e le superfici per rimuovere polvere e sporco. Dopo ogni sessione, pulisci gli attrezzi con un detergente delicato e assicurati che tutto sia asciutto prima di riporlo. Controlla periodicamente l'attrezzatura per eventuali segni di usura e sostituisci immediatamente qualsiasi parte danneggiata. Un ambiente pulito e ben mantenuto contribuisce a una migliore esperienza di allenamento e riduce il rischio di infortuni.

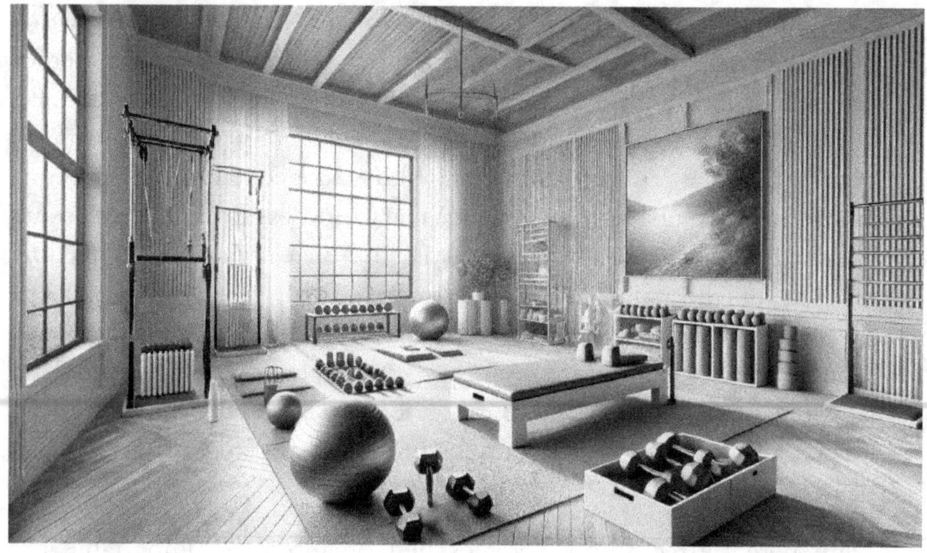

(Esempio di organizzazione dello spazio in modo ideale)

Dopo aver organizzato il tuo spazio di allenamento, è importante comprendere l'importanza del riscaldamento prima di iniziare la sessione di Pilates. Un riscaldamento adeguato prepara il corpo agli esercizi, riducendo il rischio di infortuni e migliorando le prestazioni. Nel prossimo capitolo, esploreremo le tecniche e i benefici del riscaldamento nel Pilates.

Capitolo 3: Esercizi di Riscaldamento

3.1 Importanza del Riscaldamento

Il riscaldamento è una componente essenziale di qualsiasi programma di allenamento, incluso il Pilates. Prepara il corpo e la mente per l'attività fisica, migliorando le prestazioni e riducendo il rischio di infortuni. In questa sezione, esamineremo perché il riscaldamento è cruciale, quali benefici offre e come integrare efficacemente il riscaldamento nella tua routine di Pilates. Il riscaldamento aumenta gradualmente la temperatura corporea e il flusso sanguigno verso i muscoli, rendendoli più elastici e pronti per l'esercizio. Questo processo aiuta a prevenire strappi muscolari e lesioni articolari, che possono verificarsi se i muscoli sono freddi e rigidi. Un riscaldamento efficace rende i muscoli più flessibili e le articolazioni più mobili, facilitando l'esecuzione corretta degli esercizi di Pilates.

Un riscaldamento adeguato non solo riduce il rischio di infortuni, ma migliora anche le prestazioni complessive durante l'allenamento. Aumentando il flusso sanguigno, i muscoli ricevono più ossigeno e nutrienti, il che si traduce in una maggiore efficienza e resistenza muscolare. Inoltre, il riscaldamento stimola il sistema nervoso centrale, migliorando la coordinazione e la precisione dei movimenti, elementi fondamentali per una pratica di Pilates efficace.

Il riscaldamento non prepara solo il corpo, ma anche la mente. Iniziare con esercizi di riscaldamento aiuta a concentrarsi e a entrare nello stato d'animo giusto per l'allenamento. Questo momento di preparazione mentale è fondamentale per il Pilates, che richiede consapevolezza e controllo del corpo. Utilizzare il riscaldamento come un'opportunità per concentrare la mente, lasciare andare le distrazioni e focalizzarsi sugli obiettivi della sessione può migliorare significativamente la qualità del tuo allenamento.

Un riscaldamento efficace per il Pilates dovrebbe includere una combinazione di esercizi cardiovascolari leggeri, stretching dinamico ed esercizi di mobilità articolare. Gli esercizi cardiovascolari leggeri, come una camminata veloce o una marcia sul posto, aumentano gradualmente la frequenza cardiaca e la temperatura corporea.

Il stretching dinamico, che coinvolge movimenti attivi che allungano i muscoli senza mantenerli in posizione per troppo tempo, aiuta a preparare i muscoli per l'allenamento. Gli esercizi di mobilità articolare migliorano la gamma di movimento delle articolazioni, rendendole più pronte per i movimenti del Pilates.

Ecco alcuni esempi di esercizi di riscaldamento che possono essere facilmente integrati nella tua routine di Pilates:

- **Camminata sul posto**: Cammina sul posto, sollevando le ginocchia in alto e oscillando le braccia per aumentare la frequenza cardiaca.

- **Circonduzioni delle braccia**: Esegui movimenti circolari con le braccia per riscaldare le spalle e migliorare la mobilità articolare.

- **Rotazioni del busto**: Ruota lentamente il busto da un lato all'altro, mantenendo i fianchi stabili, per riscaldare la colonna vertebrale.

- **Slanci delle gambe**: Esegui slanci controllati delle gambe avanti e indietro per preparare i muscoli delle gambe e i flessori dell'anca.

- **Ponti**: Sdraiati sulla schiena con le ginocchia piegate e solleva il bacino verso il soffitto, attivando i glutei e i muscoli della schiena.

Integrare questi esercizi nella tua routine di riscaldamento può aiutarti a preparare il corpo in modo completo e bilanciato per l'allenamento di Pilates.

Un riscaldamento adeguato è un elemento chiave per una pratica di Pilates sicura ed efficace. Preparando il corpo e la mente, migliorando la flessibilità e la mobilità, e aumentando l'efficienza muscolare, il riscaldamento pone le basi per un allenamento produttivo. Dopo aver compreso l'importanza del riscaldamento, è utile approfondire gli esercizi specifici di mobilità articolare, che costituiscono un elemento fondamentale della fase di riscaldamento e preparano ulteriormente il corpo per la sessione di Pilates. Nel prossimo punto, esploreremo diverse tecniche di mobilità articolare e come integrarle nella tua routine di riscaldamento.

3.2 Esercizi di Mobilità Articolare

La mobilità articolare è una componente cruciale del riscaldamento nel Pilates, poiché prepara le articolazioni a eseguire una vasta gamma di movimenti in modo sicuro ed efficace. Gli esercizi di mobilità articolare mirano a migliorare la flessibilità e la capacità di movimento delle articolazioni, riducendo il rischio di infortuni e migliorando le prestazioni durante l'allenamento. In questa sezione, esamineremo l'importanza della mobilità articolare, i principali esercizi da includere nella tua routine e come questi esercizi si integrano con lo stretching dinamico, argomento del prossimo punto.

Importanza della Mobilità Articolare La mobilità articolare si riferisce alla capacità delle articolazioni di muoversi liberamente attraverso il loro intero range di movimento. Migliorare la mobilità articolare è essenziale per il Pilates, che richiede movimenti fluidi e controllati. Una buona mobilità articolare permette di eseguire gli esercizi con una tecnica corretta, riducendo la tensione sui muscoli e prevenendo lesioni. Inoltre, una maggiore mobilità facilita una migliore postura e allineamento corporeo, elementi fondamentali nel Pilates.

Esercizi per la Mobilità delle Spalle Le spalle sono coinvolte in molti movimenti di Pilates, quindi è importante assicurarsi che siano ben riscaldate e mobili. Ecco alcuni esercizi efficaci:

- **Circonduzioni delle spalle**: Stai in piedi con i piedi alla larghezza delle spalle. Esegui movimenti circolari con le spalle, sia in avanti che indietro, per riscaldare e lubrificare le articolazioni.

- **Allungamento dei pettorali**: Solleva le braccia lateralmente all'altezza delle spalle e piega i gomiti a 90 gradi. Spingi i gomiti indietro per aprire il petto e migliorare la mobilità delle spalle.

Esercizi per la Mobilità della Colonna Vertebrale La colonna vertebrale è centrale per il movimento e la stabilità nel Pilates. Mantenere una buona mobilità della colonna vertebrale è essenziale per eseguire gli esercizi con fluidità e senza dolore.

- **Rotazioni del busto**: Seduto o in piedi, ruota lentamente il busto da un lato all'altro, mantenendo i fianchi stabili. Questo esercizio aiuta a migliorare la mobilità della colonna vertebrale toracica.

- **Cat-Cow**: Inizia in posizione a quattro zampe. Arcuare la schiena verso l'alto come un gatto (Cat) e poi inarcala verso il basso come una mucca (Cow). Questo movimento flessibile migliora la mobilità della colonna vertebrale.

Esercizi per la Mobilità delle Anche Le anche sono fondamentali per molti esercizi di Pilates, specialmente quelli che coinvolgono le gambe e il core. Migliorare la mobilità delle anche può ridurre la tensione nella parte bassa della schiena e nei muscoli delle gambe.

- **Cerchi delle anche**: Sdraiato sulla schiena, con una gamba piegata e il piede appoggiato a terra, solleva l'altra gamba e disegna cerchi con la punta del piede. Questo esercizio aiuta a lubrificare l'articolazione dell'anca.

- **Slanci delle gambe**: Da una posizione eretta, esegui slanci controllati delle gambe avanti e indietro per migliorare la flessibilità e la mobilità delle anche.

Integrazione con lo Stretching Dinamico Gli esercizi di mobilità articolare si integrano perfettamente con lo stretching dinamico, che è il prossimo passo nel riscaldamento. Mentre gli esercizi di mobilità si concentrano sulle articolazioni, lo stretching dinamico mira ad allungare i muscoli attraverso movimenti attivi e controllati. Questa combinazione di tecniche prepara il corpo in modo completo, garantendo che i muscoli e le articolazioni siano pronti per l'allenamento di Pilates. Per esempio, dopo aver eseguito cerchi delle anche, puoi passare a slanci delle gambe per continuare a riscaldare e allungare i muscoli delle gambe.

La mobilità articolare è un elemento essenziale del riscaldamento nel Pilates, che prepara le articolazioni per i movimenti complessi e controllati tipici di questa disciplina. Incorporare esercizi di mobilità nella tua routine di riscaldamento può migliorare la tua flessibilità, ridurre il rischio di infortuni e aumentare le tue prestazioni complessive. Nel prossimo punto, esploreremo lo stretching dinamico, che completa il riscaldamento e prepara ulteriormente il corpo per una sessione di Pilates efficace e sicura.

3.3 Stretching Dinamico

Lo stretching dinamico è una componente fondamentale del riscaldamento nel Pilates, poiché prepara i muscoli e le articolazioni a eseguire movimenti complessi e controllati. Diversamente dallo stretching statico, che prevede il mantenimento di una posizione per un certo periodo di tempo, lo stretching dinamico coinvolge movimenti attivi e continui che aumentano gradualmente la flessibilità e la mobilità. In questa sezione, esploreremo i benefici dello stretching dinamico, forniremo esempi di esercizi efficaci e discuteremo come integrarli nella tua routine di Pilates per un riscaldamento completo.

Benefici dello Stretching Dinamico

Lo stretching dinamico offre numerosi vantaggi rispetto allo stretching statico, specialmente come parte del riscaldamento per il Pilates. Alcuni dei principali benefici includono:

- **Aumento della Temperatura Muscolare:** I movimenti attivi dello stretching dinamico aumentano la temperatura corporea e il flusso sanguigno verso i muscoli, rendendoli più elastici e pronti per l'attività fisica.

- **Miglioramento della Mobilità:** Lo stretching dinamico aiuta a migliorare la gamma di movimento delle articolazioni, preparando il corpo per i movimenti fluidi e controllati tipici del Pilates.

- **Preparazione Neuromuscolare:** Gli esercizi dinamici stimolano il sistema nervoso, migliorando la coordinazione e la reattività muscolare, elementi essenziali per eseguire correttamente gli esercizi di Pilates.

- **Riduzione del Rischio di Infortuni:** Riscaldare i muscoli e le articolazioni con movimenti dinamici riduce il rischio di strappi e lesioni durante l'allenamento.

Esercizi di Stretching Dinamico per il Pilates

Ecco alcuni esercizi di stretching dinamico che possono essere facilmente integrati nella tua routine di riscaldamento per il Pilates:

- **Affondi Dinamici:** Da una posizione eretta, fai un passo avanti con una gamba e abbassa il corpo in un affondo. Ritorna alla posizione iniziale e ripeti con l'altra gamba. Questo esercizio riscalda i muscoli delle gambe e migliora la flessibilità delle anche.

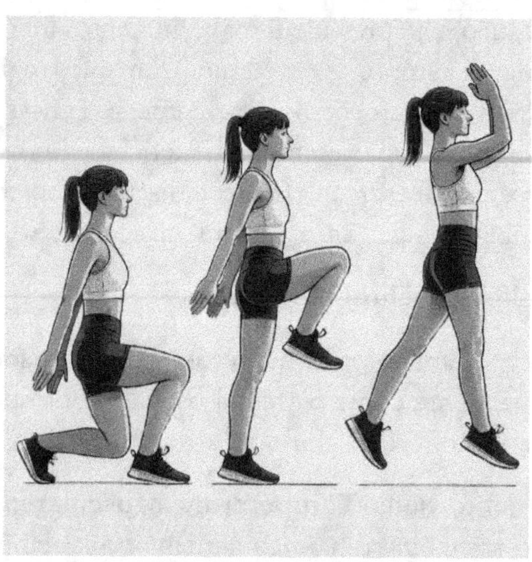

- **Inch Worms:** Partendo in posizione eretta, piegati in avanti dalle anche e appoggia le mani a terra. Cammina con le mani in avanti fino a raggiungere una posizione di plank, poi cammina indietro con le mani verso i piedi e torna in posizione eretta. Questo esercizio allunga la catena posteriore e attiva il core.

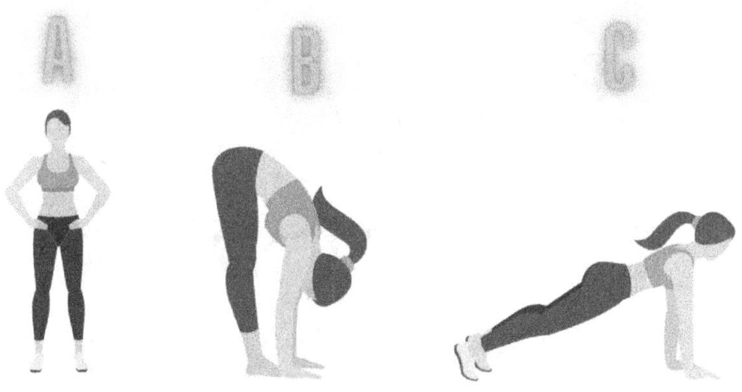

- **Lunges Dinamici Laterali:** Da una posizione eretta, fai un grande passo laterale con una gamba, piegando il ginocchio della gamba che si muove mentre mantieni l'altra gamba dritta. Torna al centro e ripeti dall'altro lato. Questo esercizio allunga gli adduttori e i muscoli del gluteo, migliorando la flessibilità dell'anca.

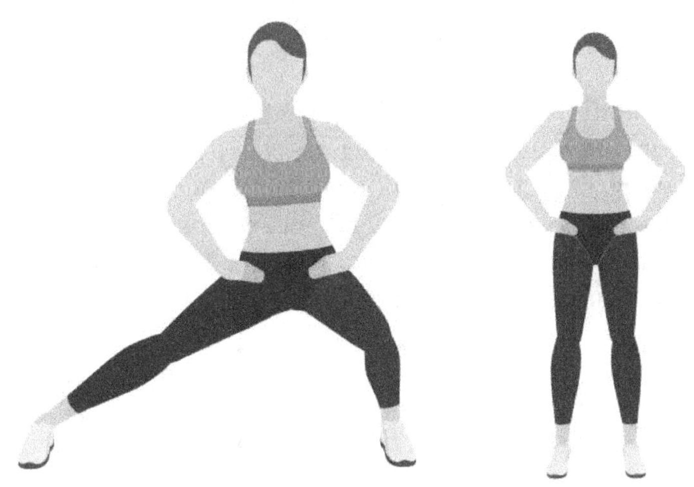

- **Knee Hugs:** Camminando, porta una ginocchio alla volta verso il petto, afferrando il ginocchio con entrambe le mani. Questo movimento aiuta a riscaldare i glutei e la parte bassa della schiena, mentre migliora la flessibilità dell'anca.

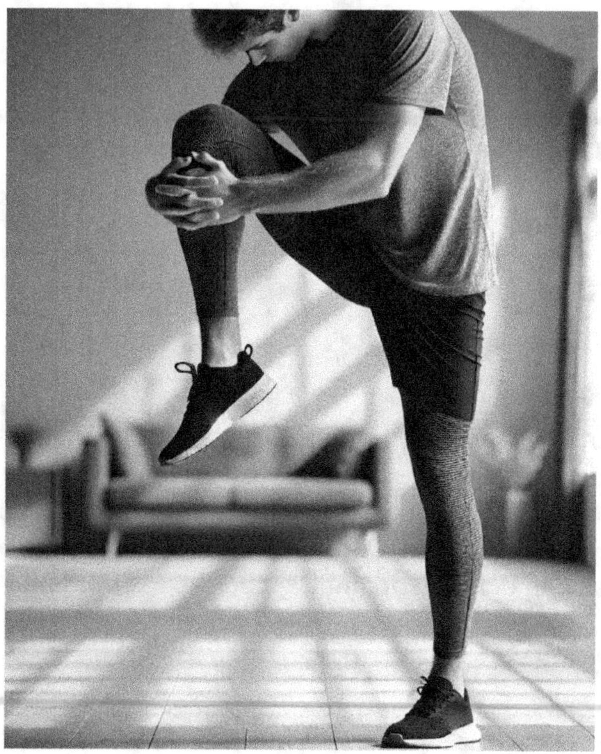

- **Pendoli del Tronco:** Stando in piedi con i piedi leggermente più larghi delle spalle, piega le ginocchia leggermente e lascia che il corpo superiore penda liberamente. Ruota lentamente il busto da un lato all'altro, lasciando che le braccia oscillino liberamente. Questo movimento rilassa la colonna vertebrale e stimola la circolazione nel torso.

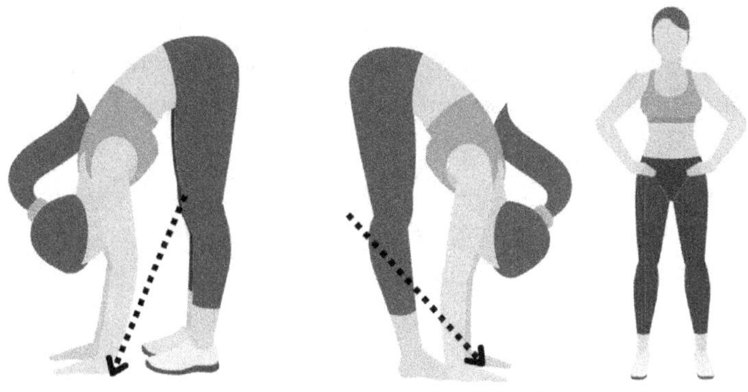

Integrazione dello Stretching Dinamico nella Routine di Riscaldamento

Per integrare efficacemente lo stretching dinamico nella tua routine di riscaldamento per il Pilates, segui questi suggerimenti:

- **Sequenza di Esercizi:** Inizia con esercizi di mobilità articolare per riscaldare le articolazioni, seguiti da esercizi di stretching dinamico per aumentare la flessibilità e preparare i muscoli.

- **Durata:** Dedica almeno 5-10 minuti allo stretching dinamico, **eseguendo ogni esercizio per circa 30 secondi e 30 secondi di recupero. Ripeti un esercizio per tre volte.**

- **Progressione Graduale:** Aumenta gradualmente l'intensità e l'ampiezza dei movimenti, evitando di forzare i muscoli e le articolazioni oltre il loro range di movimento naturale.

Collegamento agli Esercizi di Attivazione Muscolare

Dopo aver completato gli esercizi di stretching dinamico, il corpo sarà pronto per passare agli esercizi di attivazione muscolare, che mirano a svegliare i muscoli principali e a prepararli per il lavoro più intenso. Questi esercizi sono cruciali per garantire che i muscoli siano attivati correttamente e pronti a sostenere il corpo durante gli esercizi di Pilates.

Lo stretching dinamico è una parte essenziale del riscaldamento nel Pilates, offrendo numerosi benefici che migliorano la preparazione fisica e riducono il rischio di infortuni. Integrando questi esercizi nella tua routine di riscaldamento, prepari il corpo per un allenamento di Pilates sicuro ed efficace. Dopo aver completato lo stretching dinamico, gli esercizi di attivazione muscolare rappresentano il passo successivo per garantire che i muscoli siano pronti a sostenere il lavoro intenso e preciso del Pilates. Nel prossimo punto, esploreremo in dettaglio gli esercizi di attivazione muscolare, fornendo una guida completa per ottimizzare la tua preparazione fisica.

3.4 Esercizi di Attivazione Muscolare

Gli esercizi di attivazione muscolare sono fondamentali per preparare il corpo a un allenamento di Pilates efficace e sicuro. Questi esercizi mirano a "svegliare" i muscoli principali, migliorando la loro reattività e consentendo una migliore esecuzione degli esercizi successivi. Attivare i muscoli prima dell'allenamento aiuta a prevenire lesioni, migliorare la postura e garantire che ogni movimento sia eseguito con controllo e precisione. In questa sezione, esploreremo i benefici degli esercizi di attivazione muscolare, alcuni esercizi chiave da includere nella tua routine e come questi si collegano alle tecniche di respirazione, che saranno trattate nel prossimo punto.

Benefici degli Esercizi di Attivazione Muscolare

L'attivazione muscolare offre numerosi vantaggi che migliorano la qualità del tuo allenamento di Pilates:

- **Migliore Connessione Mente-Corpo:** Attivare i muscoli aumenta la consapevolezza del proprio corpo, migliorando la capacità di eseguire movimenti controllati e precisi.

- **Prevenzione degli Infortuni:** Muscoli attivati e pronti riducono il rischio di strappi e altre lesioni durante l'allenamento.

- **Migliore Postura e Allineamento:** L'attivazione dei muscoli posturali aiuta a mantenere una corretta postura durante tutto l'allenamento.

- **Maggiore Efficienza Muscolare:** Muscoli ben attivati sono più efficienti e rispondono meglio agli stimoli, rendendo ogni esercizio più efficace.

Esercizi di Attivazione del Core

Il core è il centro del movimento nel Pilates, quindi è essenziale attivare questi muscoli prima di iniziare l'allenamento:

- **Plank:** Inizia in posizione di plank con le braccia estese. Mantieni il corpo in linea retta dalla testa ai piedi, contraendo gli addominali e i glutei. Mantieni la posizione per 20-30 secondi, respirando profondamente.

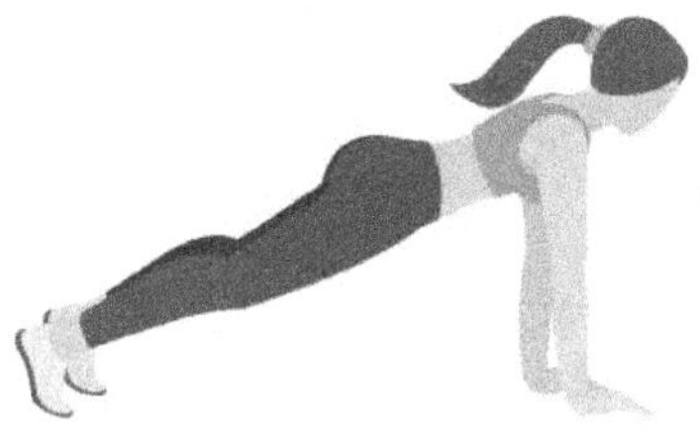

- **Dead Bug:** Sdraiato sulla schiena con le gambe piegate a 90 gradi e le braccia sollevate verso il soffitto. Estendi lentamente una gamba e il braccio opposto, mantenendo la parte bassa della schiena aderente al pavimento. Ripeti per 10-12 ripetizioni su ciascun lato.

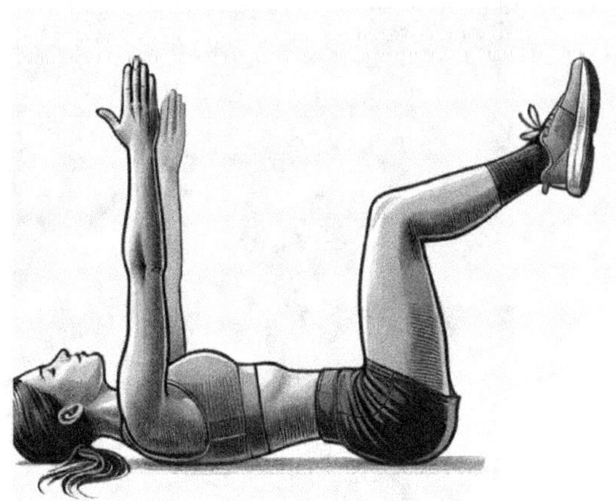

Esercizi di Attivazione dei Glutei

I glutei giocano un ruolo cruciale nella stabilità e nella potenza dei movimenti del Pilates:

- **Bridge:** Sdraiato sulla schiena con le ginocchia piegate e i piedi appoggiati a terra. Solleva i fianchi verso il soffitto, contraendo i glutei in cima al movimento. Mantieni la posizione per un paio di secondi e poi abbassa lentamente i fianchi. Ripeti per 12-15 ripetizioni.

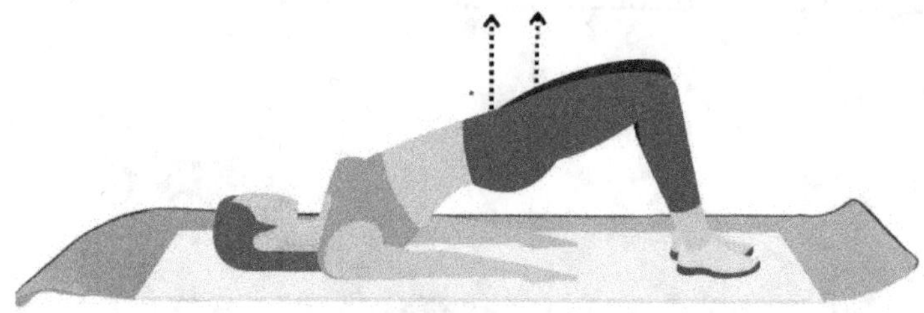

- **Clamshell:** Sdraiato su un fianco con le ginocchia piegate. Mantieni i piedi uniti e solleva il ginocchio superiore senza muovere il bacino. Crea un rombo con le gambe. Abbassa lentamente il ginocchio e ripeti per 12-15 ripetizioni su ciascun lato.

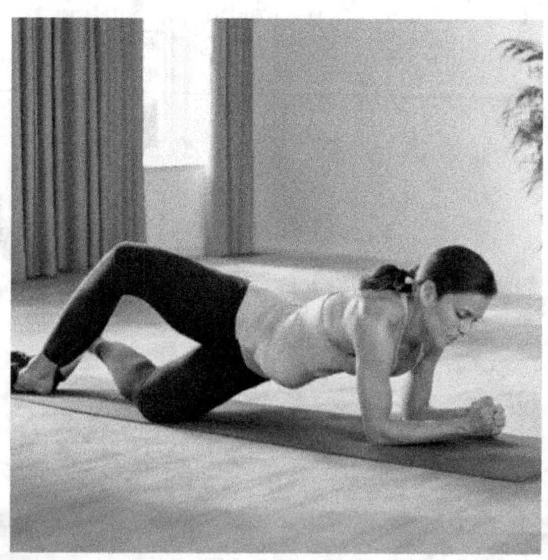

Esercizi di Attivazione della Parte Superiore del Corpo

L'attivazione dei muscoli della parte superiore del corpo è fondamentale per garantire la stabilità e la precisione nei movimenti:

- **Push-Up Modificato:** Inizia in posizione di plank con le ginocchia appoggiate a terra. Abbassa il corpo verso il pavimento piegando i gomiti, poi ritorna alla posizione iniziale. Ripeti per 10-12 ripetizioni.

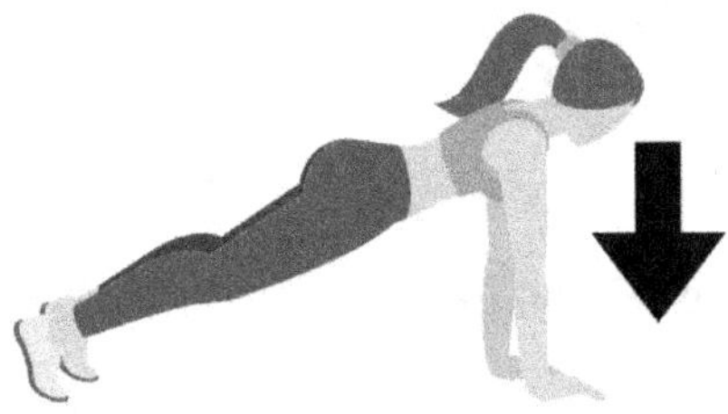

- **Shoulder Taps:** In posizione di plank con le braccia estese, tocca alternativamente la spalla opposta con una mano, mantenendo il corpo stabile. Ripeti per 10-12 ripetizioni su ciascun lato.

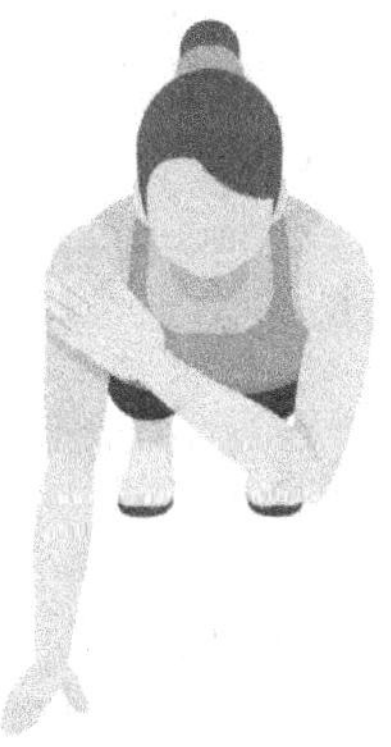

Integrazione con le Tecniche di Respirazione

Gli esercizi di attivazione muscolare preparano il corpo per una sessione di Pilates efficace, ma è altrettanto importante integrare le tecniche di respirazione. La respirazione corretta non solo migliora l'ossigenazione dei muscoli ma aiuta anche a mantenere il controllo e la concentrazione durante gli esercizi. Nel prossimo punto, esploreremo in dettaglio le tecniche di respirazione, fondamentali per eseguire correttamente gli esercizi di Pilates e ottenere i massimi benefici.

Gli esercizi di attivazione muscolare sono un passo essenziale nel riscaldamento per il Pilates, garantendo che i muscoli siano pronti a sostenere il lavoro intenso e preciso della sessione. Attivando il core, i glutei e la parte superiore del corpo, si migliora la stabilità, la postura e la prevenzione degli infortuni. Successivamente, esploreremo come le tecniche di respirazione si integrano con questi esercizi, migliorando ulteriormente la tua preparazione fisica e mentale per un allenamento di Pilates completo e efficace.

3.5 Tecniche di Respirazione

La respirazione è un elemento fondamentale del Pilates e le tecniche di respirazione specifiche adottate in questa disciplina sono progettate per migliorare la qualità del movimento, aumentare la concentrazione e ottimizzare i benefici fisici degli esercizi. Una respirazione corretta non solo fornisce l'ossigeno necessario ai muscoli in attività, ma aiuta anche a stabilizzare il core e a sincronizzare il corpo e la mente. In questa sezione, esploreremo le principali tecniche di respirazione del Pilates, come praticarle e i loro benefici. Questo capitolo prepara il terreno per comprendere e applicare efficacemente queste tecniche negli esercizi specifici, come "The Hundred" e i successivi.

La Respirazione Laterale o Diaframmatica

Una delle tecniche di respirazione più utilizzate nel Pilates è la respirazione laterale o diaframmatica. Questo tipo di respirazione si concentra sull'espansione delle costole lateralmente e posteriormente, mantenendo l'addome relativamente stabile. La respirazione laterale permette una maggiore ossigenazione del corpo e una migliore stabilità del core.

- **Come Praticarla?** Sdraiati sulla schiena con le ginocchia piegate e i piedi appoggiati a terra. Appoggia le mani sui lati delle costole. Inspira profondamente attraverso il naso, espandendo le costole lateralmente e posteriormente. Dovresti sentire le tue mani muoversi con le costole. Espira lentamente attraverso la bocca, sentendo le costole che si contraggono verso il centro del corpo. Mantieni l'addome leggermente contratto per stabilizzare il core.

Sincronizzazione della Respirazione con il Movimento

Nel Pilates, la respirazione è strettamente sincronizzata con il movimento. L'idea è di inspirare durante la preparazione di un esercizio e di espirare durante l'esecuzione del movimento. Questa sincronizzazione aiuta a mantenere il controllo del core e a facilitare un'esecuzione più fluida e precisa degli esercizi.

- **Inspirazione:** Quando prepari un movimento o allunghi il corpo, inspira profondamente attraverso il naso. Questa fase di inspirazione aiuta ad allungare e a preparare i muscoli per l'azione.

- **Espirazione:** Durante la parte attiva dell'esercizio, come sollevare il corpo o contrarre i muscoli, espira lentamente attraverso la bocca. L'espirazione aiuta a stabilizzare il core e a concentrare l'energia nei muscoli coinvolti.

Benefici della Respirazione Corretta nel Pilates

Una corretta respirazione nel Pilates offre numerosi benefici che migliorano sia l'efficacia degli esercizi che il benessere generale:

- **Migliore Ossidazione Muscolare:** Fornire una quantità adeguata di ossigeno ai muscoli aumenta la resistenza e migliora le prestazioni durante gli esercizi.

- **Riduzione dello Stress:** La respirazione controllata aiuta a calmare il sistema nervoso, riducendo lo stress e aumentando la concentrazione.

- **Stabilizzazione del Core:** La respirazione diaframmatica supporta la stabilità del core, essenziale per eseguire correttamente gli esercizi di Pilates.

- **Miglioramento della Postura:** Una respirazione consapevole promuove un allineamento corretto del corpo e aiuta a mantenere una postura ottimale.

Esercizi per Praticare la Respirazione

Per migliorare la tua tecnica di respirazione, puoi praticare esercizi specifici che si concentrano sulla respirazione diaframmatica e la sincronizzazione con il movimento.

- **Respirazione Lenta e Profonda:** Seduto o sdraiato, pratica inspirazioni lente e profonde seguite da espirazioni complete. Concentra l'attenzione sull'espansione delle costole e sulla contrazione dell'addome.

- **Respirazione in Posizione del Gatto:** In posizione a quattro zampe, inarca la schiena verso il soffitto mentre espiri, e poi curva la schiena verso il pavimento mentre inspiri. Questo esercizio aiuta a sincronizzare la respirazione con il movimento della colonna vertebrale.

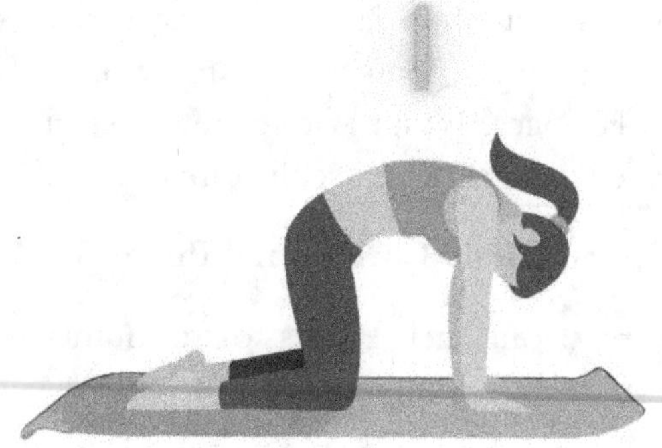

porta l'addome verso il basso
il mento verso l'alto

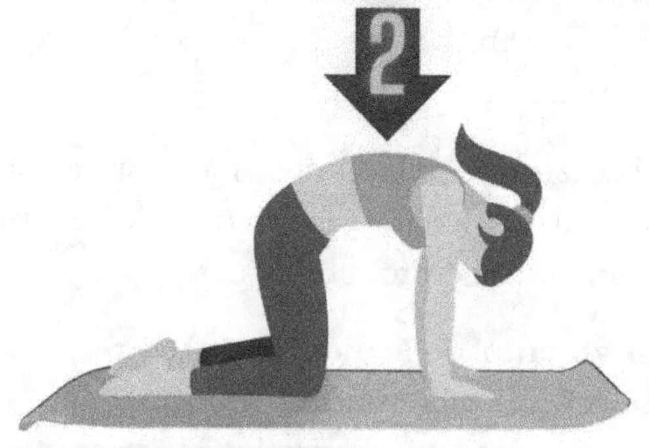

- **The Hundred con Respirazione:** Sdraiati sulla schiena con le gambe sollevate e le braccia lungo i fianchi. Inspira per cinque conteggi mentre pompi le braccia su e giù, poi espira per altri cinque conteggi. Questo esercizio è eccellente per praticare la respirazione sincronizzata con il movimento.

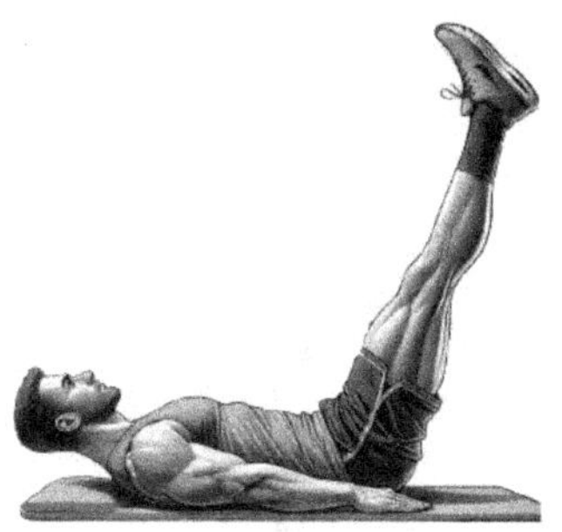

Collegamento al "The Hundred"

Capire e praticare le tecniche di respirazione è essenziale per eseguire correttamente "The Hundred", uno degli esercizi fondamentali del Pilates. "The Hundred" richiede una respirazione ritmica e controllata per mantenere la stabilità del core e migliorare la resistenza muscolare. La respirazione diaframmatica e la sincronizzazione del respiro con il movimento preparano il corpo per eseguire questo esercizio con efficacia e precisione, creando una base solida per tutti gli esercizi successivi.

Le tecniche di respirazione sono un pilastro del Pilates, influenzando significativamente l'efficacia e i benefici degli esercizi. Una respirazione corretta migliora l'ossigenazione muscolare, riduce lo stress e stabilizza il core. Con la pratica e la consapevolezza, queste tecniche possono essere integrate in ogni movimento, migliorando la qualità della tua pratica di Pilates. Nella prossima sezione, esploreremo in dettaglio "The Hundred", mettendo in pratica le tecniche di respirazione apprese e collegandole agli esercizi successivi.

Capitolo 4: Esercizi Fondamentali

4.1 The Hundred

"The Hundred" è uno degli esercizi fondamentali del Pilates, noto per la sua capacità di attivare intensamente il core e preparare il corpo per gli esercizi successivi. Questo esercizio prende il nome dai 100 battiti delle braccia che si eseguono durante la pratica. È particolarmente efficace per riscaldare e tonificare gli addominali, migliorando al contempo la respirazione e la circolazione sanguigna. In questa sezione, esploreremo i dettagli dell'esercizio, fornendo istruzioni passo-passo, varianti e consigli per eseguirlo correttamente. Inoltre, discuteremo di come "The Hundred" si collega agli esercizi successivi, come il "Roll Up".

Preparazione e Posizione di Partenza

Per eseguire "The Hundred", inizia sdraiandoti sulla schiena su un tappetino, con le ginocchia piegate e i piedi appoggiati a terra. Porta le braccia lungo i fianchi e rilassa le spalle lontano dalle orecchie. Questa posizione di partenza permette di stabilizzare il bacino e preparare il corpo per l'esercizio.

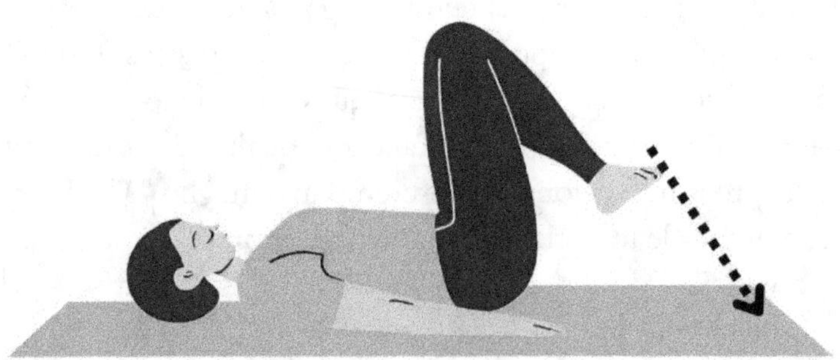

Esecuzione dell'Esercizio

1. **Sollevamento delle Gambe e del Torso:** Solleva le gambe a 90 gradi, con le ginocchia piegate o estese, a seconda del tuo livello

di comfort e forza. Solleva la testa, il collo e le spalle dal tappetino, portando lo sguardo verso le gambe.

2. **Movimento delle Braccia:** Estendi le braccia lungo i fianchi, sollevandole leggermente dal tappetino. Inizia a battere le braccia su e giù con piccoli movimenti, mantenendo il controllo e la stabilità nel core.

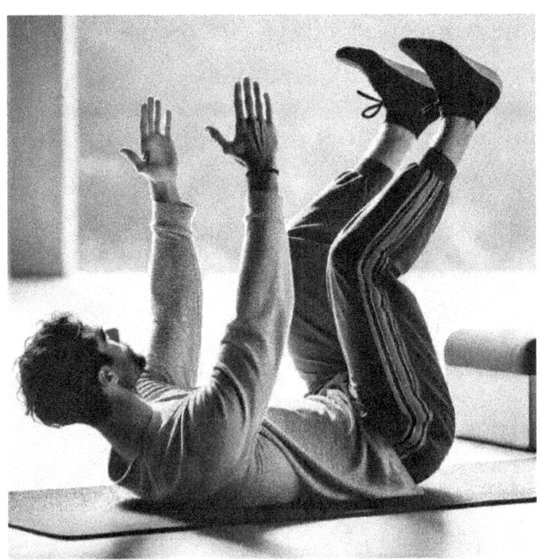

3. **Respirazione:** Inspira attraverso il naso per cinque battiti delle braccia e poi espira attraverso la bocca per i successivi cinque battiti. Continua a respirare in questo modo per completare i 100 battiti delle braccia.

Varianti dell'Esercizio

"The Hundred" può essere modificato per adattarsi a diversi livelli di fitness e per aggiungere varietà alla tua routine:

- **Principianti:** Mantieni le ginocchia piegate e i piedi appoggiati a terra. Questa versione riduce la tensione sul core e sulla parte bassa della schiena.

- **Intermedio:** Solleva le gambe a 90 gradi, con le ginocchia piegate. Questa posizione richiede un maggiore impegno del core, ma è più accessibile rispetto alla variante avanzata.

- **Avanzato:** Estendi completamente le gambe verso il soffitto o leggermente in diagonale rispetto al pavimento. Questa versione aumenta l'intensità dell'esercizio e richiede una maggiore forza e stabilità del core.

Consigli per una Corretta Esecuzione

- **Mantieni il Core Attivato:** Assicurati di contrarre gli addominali durante tutto l'esercizio per proteggere la parte bassa della schiena e mantenere la stabilità.

- **Evita la Tensione nel Collo:** Se senti tensione nel collo, prova a mantenere una leggera curva nella parte superiore del corpo e a non sollevare troppo la testa e le spalle.

- **Controlla la Respirazione:** La respirazione è fondamentale in "The Hundred". Assicurati di respirare profondamente e ritmicamente per ossigenare i muscoli e mantenere il controllo.

Collegamento al Roll Up

"The Hundred" non solo prepara il corpo a livello fisico, ma anche a livello mentale, creando una connessione mente-corpo che è essenziale per gli esercizi successivi. Uno di questi è il "Roll Up", un esercizio che richiede un alto livello di controllo e flessibilità del core. Dopo aver eseguito "The Hundred", il core sarà attivato e pronto per affrontare il movimento fluido e controllato del "Roll Up". Inoltre, la respirazione ritmica praticata durante "The Hundred" aiuta a stabilire un modello di respirazione che sarà utile durante l'esecuzione del "Roll Up" e di altri esercizi di Pilates.

4.2 Roll Up

Il "Roll Up" è uno degli esercizi più iconici del Pilates, conosciuto per la sua efficacia nel rafforzare e allungare il core, migliorare la flessibilità della colonna vertebrale e promuovere il controllo del corpo. Questo esercizio coinvolge una serie di movimenti fluidi e controllati che richiedono concentrazione e una connessione profonda tra mente e corpo. In questa sezione, esploreremo in dettaglio l'esecuzione del "Roll Up", fornendo istruzioni passo-passo, varianti e consigli pratici. Inoltre, discuteremo di come questo esercizio si collega ai successivi, come i "Leg Circles".

Preparazione e Posizione di Partenza

Per eseguire correttamente il "Roll Up", inizia sdraiandoti sulla schiena su un tappetino, con le gambe estese e unite, e le braccia distese sopra la testa. Mantieni le spalle rilassate e lontane dalle orecchie, con le braccia che sfiorano il pavimento.

Esecuzione dell'Esercizio

1. **Inizio del Movimento:** Inspira profondamente e solleva le braccia verso il soffitto. Man mano che le braccia si sollevano, inizia a sollevare lentamente la testa e le spalle dal tappetino.

2. **Curvatura della Colonna Vertebrale:** Continuando a espirare, solleva gradualmente la parte superiore del corpo, vertebra dopo vertebra, fino a raggiungere una posizione seduta. Mantieni il core contratto e cerca di mantenere un movimento fluido e controllato.

3. **Estensione in Avanti:** Una volta in posizione seduta, raggiungi con le mani verso le punte dei piedi, mantenendo la colonna vertebrale curvata in un allungamento controllato.

4. **Ritorno alla Posizione di Partenza:** Inspira e inizia a srotolare la colonna vertebrale lentamente verso il tappetino, vertebra dopo vertebra, fino a tornare alla posizione di partenza con le braccia distese sopra la testa. Ripeti il movimento per 5-8 ripetizioni.

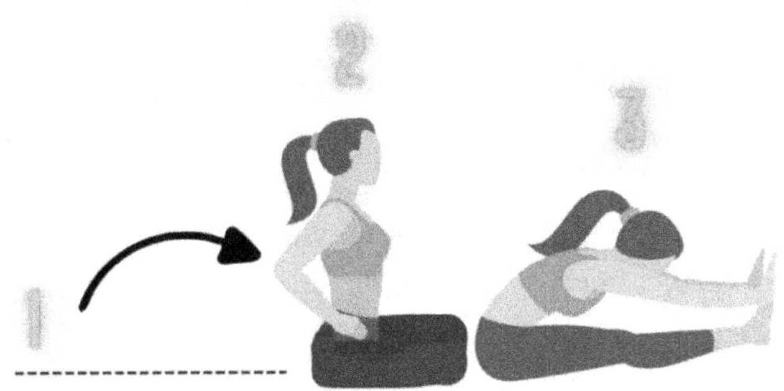

Varianti dell'Esercizio

Il "Roll Up" può essere modificato per adattarsi a diversi livelli di abilità e per variare l'intensità dell'esercizio:

- **Principianti:** Se hai difficoltà a eseguire il movimento completo, puoi iniziare con le ginocchia leggermente piegate. Questa variante riduce la tensione sulla parte bassa della schiena e facilita l'esecuzione del movimento.

- **Intermedio:** Esegui il movimento con le gambe completamente estese e i piedi uniti. Questa variante richiede una maggiore forza e controllo del core.

- **Avanzato:** Per aumentare ulteriormente l'intensità, puoi eseguire il "Roll Up" con un piccolo peso nelle mani. Questo aggiunge resistenza e richiede un maggiore impegno muscolare.

Consigli per una Corretta Esecuzione

- **Mantieni il Controllo:** Evita di usare lo slancio per sollevare il corpo. Il movimento dovrebbe essere lento e controllato, vertebra dopo vertebra.

- **Contrai il Core:** Assicurati di mantenere gli addominali contratti durante tutto il movimento per proteggere la parte bassa della schiena e massimizzare l'efficacia dell'esercizio.

- **Respira Profondamente:** La respirazione è fondamentale nel "Roll Up". Inspira durante la fase di preparazione e espira durante il movimento verso l'alto e verso il basso.

Collegamento ai Leg Circles

Dopo aver eseguito il "Roll Up", il corpo è ben preparato per affrontare esercizi che richiedono una maggiore stabilità e controllo del core, come i "Leg Circles". Il "Roll Up" allunga e rafforza i muscoli addominali e la colonna vertebrale, creando una base solida per eseguire movimenti circolari con le gambe. Questi movimenti richiedono un core forte e stabile, una qualità che viene potenziata dall'esecuzione del "Roll Up".

4.3 Leg Circles

I "Leg Circles" sono un esercizio classico del Pilates che rafforza e allunga i muscoli delle gambe, migliora la mobilità dell'anca e richiede una stabilizzazione del core. Questo esercizio sembra semplice, ma eseguito correttamente può portare grandi benefici alla tua routine di Pilates, contribuendo a migliorare il controllo e la precisione dei movimenti. In questa sezione, esploreremo dettagliatamente come eseguire i "Leg Circles", fornendo istruzioni passo-passo, varianti e consigli pratici. Inoltre, vedremo come questo esercizio si collega a quelli successivi, come il "Single Leg Stretch".

Preparazione e Posizione di Partenza

Per eseguire i "Leg Circles", inizia sdraiandoti sulla schiena su un tappetino. Mantieni le gambe distese e unite, con le braccia lungo i fianchi e i palmi rivolti verso il basso per una maggiore stabilità. Questa posizione ti aiuterà a mantenere il bacino stabile durante l'esecuzione dell'esercizio.

Esecuzione dell'Esercizio

1. **Sollevamento della Gamba:** Inspira profondamente e solleva una gamba verso il soffitto, mantenendola dritta e puntando le dita del piede. L'altra gamba rimane distesa sul tappetino.

2. **Inizio del Movimento Circolare:** Espira e inizia a disegnare piccoli cerchi con la gamba sollevata, mantenendo il bacino stabile e fermo. Fai attenzione a non muovere i fianchi durante il movimento.

3. **Cambiamento di Direzione:** Dopo aver completato 5-8 cerchi in una direzione, cambia direzione e disegna cerchi nella direzione opposta. Mantieni il controllo e la stabilità del core durante tutto l'esercizio.

4. **Ripetizione con l'Altra Gamba:** Dopo aver completato i cerchi con una gamba, ripeti l'esercizio con l'altra gamba, seguendo gli stessi passaggi.

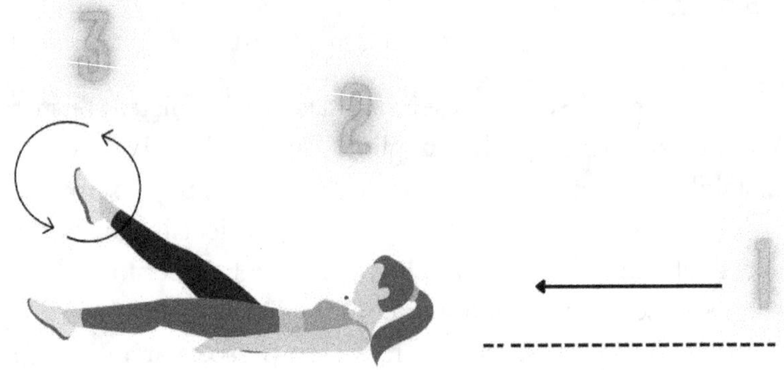

Varianti dell'Esercizio

I "Leg Circles" possono essere modificati per adattarsi a diversi livelli di abilità e per variare l'intensità dell'esercizio:

- **Principianti:** Inizia con cerchi piccoli e lenti. Puoi anche piegare leggermente la gamba sollevata per ridurre la tensione sul muscolo.

- **Intermedio:** Esegui i cerchi mantenendo la gamba sollevata completamente dritta e aumenta gradualmente la dimensione dei cerchi.

- **Avanzato:** Aumenta la velocità dei cerchi mantenendo il controllo del core e prova a eseguire cerchi più grandi, che richiedono una maggiore stabilità e forza.

Consigli per una Corretta Esecuzione

- **Mantieni il Bacino Stabile:** La chiave per eseguire correttamente i "Leg Circles" è mantenere il bacino fermo e stabile. Evita di muovere i fianchi o di oscillare lateralmente durante l'esercizio.

- **Contrai il Core:** Assicurati di mantenere gli addominali contratti per proteggere la parte bassa della schiena e per aiutare a stabilizzare il bacino.

- **Controlla il Movimento:** Evita di usare lo slancio. Il movimento dei cerchi dovrebbe essere lento e controllato, concentrandoti sulla qualità piuttosto che sulla quantità.

Collegamento al Single Leg Stretch

Dopo aver eseguito i "Leg Circles", il corpo è ben preparato per affrontare il "Single Leg Stretch", un esercizio che richiede flessibilità, controllo del core e stabilità. I "Leg Circles" aiutano a migliorare la mobilità dell'anca e a rafforzare i muscoli delle gambe, rendendo più facile l'esecuzione del "Single Leg Stretch". Inoltre, la stabilità del bacino e il controllo del core sviluppati con i "Leg Circles" sono fondamentali per mantenere la forma corretta durante il "Single Leg Stretch".

4.4 Single Leg Stretch

Il "Single Leg Stretch" è un esercizio fondamentale nel Pilates che aiuta a rafforzare il core, migliorare la flessibilità delle gambe e stabilizzare il bacino. Questo movimento coinvolge una combinazione di forza e controllo, essenziale per mantenere una forma corretta e ottenere i massimi benefici. In questa sezione, esploreremo come eseguire il "Single Leg Stretch" in modo efficace, fornendo istruzioni dettagliate, varianti e consigli pratici. Inoltre, vedremo come questo esercizio si collega al successivo, il "Spine Stretch Forward".

Preparazione e Posizione di Partenza

Per iniziare il "Single Leg Stretch", sdraiati sulla schiena su un tappetino, con le ginocchia piegate e i piedi appoggiati a terra. Porta le ginocchia verso il petto e solleva la testa e le spalle dal tappetino, raggiungendo una posizione di "crunch".

Esecuzione dell'Esercizio

1. **Posizione delle Mani e delle Gambe:** Afferrando una gamba con entrambe le mani, posiziona una mano sulla caviglia e l'altra sulla parte superiore della tibia. La gamba opposta dovrebbe essere estesa in linea retta, leggermente sopra il tappetino.

2. **Inizio del Movimento:** Espira e allunga la gamba afferrata verso il petto, mantenendo l'altra gamba estesa e sospesa. Tieni il core contratto e le spalle sollevate dal tappetino.

3. **Cambio delle Gambe:** Inspira mentre cambi gamba, portando l'altra gamba verso il petto e afferrandola con entrambe le mani. Continua a mantenere la testa e le spalle sollevate.

4. **Ripetizione del Movimento:** Alterna le gambe in modo fluido e controllato, mantenendo il bacino stabile e il core attivo. Completa 8-10 ripetizioni per ogni gamba.

Varianti dell'Esercizio

Il "Single Leg Stretch" può essere modificato per adattarsi a diversi livelli di abilità e per variare l'intensità dell'esercizio:

- **Principianti:** Se hai difficoltà a mantenere la testa e le spalle sollevate, puoi eseguire l'esercizio con la testa appoggiata sul tappetino. Concentrati sul mantenere il core contratto e il movimento delle gambe controllato.

- **Intermedio:** Esegui l'esercizio con un movimento più lento e concentrato, aumentando l'estensione della gamba opposta e mantenendo il controllo del core.

- **Avanzato:** Per aumentare l'intensità, esegui l'esercizio più velocemente, mantenendo sempre il controllo del core e del movimento delle gambe. Puoi anche aggiungere una resistenza leggera con una fascia elastica.

Consigli per una Corretta Esecuzione

- **Mantieni il Core Contratto:** Assicurati di mantenere gli addominali attivi durante tutto l'esercizio per proteggere la parte bassa della schiena e migliorare la stabilità.

- **Controllo del Movimento:** Evita di usare lo slancio per cambiare gamba. Il movimento dovrebbe essere fluido e controllato, con un'attenzione particolare alla forma e alla precisione.

- **Respira Profondamente:** La respirazione è cruciale nel "Single Leg Stretch". Espira mentre allunghi la gamba verso il petto e inspira durante il cambio di gamba.

Collegamento al Spine Stretch Forward

Dopo aver eseguito il "Single Leg Stretch", il corpo è ben preparato per affrontare il "Spine Stretch Forward", un esercizio che si concentra sull'allungamento e la mobilità della colonna vertebrale. Il "Single Leg Stretch" aiuta a riscaldare e attivare i muscoli del core e delle gambe, rendendo più facile e sicuro eseguire il "Spine Stretch Forward". Questo esercizio successivo continua a promuovere la flessibilità e il controllo del core, elementi fondamentali nel Pilates.

4.5 Spine Stretch Forward

Il "Spine Stretch Forward" è un esercizio di Pilates che si concentra sull'allungamento della colonna vertebrale e sull'aumento della flessibilità del tronco. Questo movimento è fondamentale per migliorare la postura e rilasciare la tensione muscolare nella schiena. Inoltre, aiuta a preparare il corpo per esercizi più avanzati, rafforzando il core e migliorando la mobilità. In questa sezione, esploreremo come eseguire correttamente il "Spine Stretch Forward", le varianti dell'esercizio e alcuni consigli pratici. Infine, vedremo come questo esercizio si collega alla sezione successiva dedicata alla prima settimana di esercizi base per principianti.

Preparazione e Posizione di Partenza

Per eseguire il "Spine Stretch Forward", inizia sedendoti sul tappetino con le gambe distese e divaricate alla larghezza delle spalle. Mantieni i piedi flessi verso di te e le braccia estese davanti a te, parallele al pavimento. La schiena deve essere dritta e il core attivo.

Esecuzione dell'Esercizio

1. **Inizio del Movimento:** Inspira profondamente per allungare la colonna vertebrale verso l'alto, come se volessi crescere in altezza. Mantieni la testa in linea con la colonna vertebrale e le spalle rilassate.

2. **Flessione in Avanti:** Espira lentamente e inizia a flettere la colonna vertebrale in avanti, vertebra per vertebra, raggiungendo

le dita dei piedi con le mani. Immagina di avvicinare la testa alle ginocchia, mantenendo il core contratto.

3. **Ritorno alla Posizione di Partenza:** Inspira profondamente e inizia a srotolare la colonna vertebrale, una vertebra alla volta, tornando alla posizione di partenza con la schiena dritta e le braccia estese davanti a te.

4. **Ripetizione del Movimento:** Ripeti il movimento per 5-8 volte, concentrandoti sulla respirazione e sul controllo del core.

Varianti dell'Esercizio

Il "Spine Stretch Forward" può essere modificato per adattarsi a diversi livelli di abilità e per variare l'intensità dell'esercizio:

- **Principianti:** Se hai difficoltà a raggiungere i piedi, puoi piegare leggermente le ginocchia o usare un cuscino sotto i glutei per aiutarti a mantenere una postura corretta.

- **Intermedio:** Mantieni le gambe completamente dritte e cerca di raggiungere ulteriormente con le mani, aumentando l'allungamento della colonna vertebrale.

- **Avanzato:** Aggiungi una leggera torsione al movimento per aumentare l'intensità dell'allungamento e migliorare la mobilità della colonna vertebrale.

Consigli per una Corretta Esecuzione

- **Mantieni il Core Contratto:** Durante tutto l'esercizio, mantieni gli addominali attivi per proteggere la parte bassa della schiena e migliorare la stabilità.

- **Controlla il Movimento:** Evita di forzare l'allungamento. Il movimento dovrebbe essere fluido e controllato, concentrandoti sulla qualità piuttosto che sulla quantità.

- **Respira Profondamente:** La respirazione è cruciale nel "Spine Stretch Forward". Inspira per allungare la colonna vertebrale ed espira per fletterla in avanti, seguendo il ritmo naturale del respiro.

Collegamento alla Prima Settimana: Introduzione agli Esercizi Base

Dopo aver eseguito il "Spine Stretch Forward", il corpo è ben preparato per affrontare gli esercizi base della prima settimana di Pilates. Questo movimento aiuta a rilasciare la tensione muscolare e a migliorare la mobilità della colonna vertebrale, preparando il corpo per una varietà di esercizi. La flessibilità e il controllo sviluppati con il "Spine Stretch Forward" sono fondamentali per eseguire correttamente gli esercizi base, come il "Roll Up" e il "Leg Circles".

Capitolo 5: Routine Settimanali

5.1 Prima Settimana: Introduzione agli Esercizi Base

La prima settimana del tuo percorso di Pilates è fondamentale per stabilire una solida base di conoscenze e abilità. Questo periodo di introduzione ti permette di familiarizzare con i movimenti, la respirazione e la consapevolezza del corpo, elementi essenziali per una pratica di Pilates efficace. L'obiettivo principale della prima settimana è imparare gli esercizi base, concentrarsi sulla tecnica e sviluppare un ritmo di allenamento costante. In questa sezione, esploreremo gli esercizi chiave da includere nella tua routine iniziale e come eseguirli correttamente per massimizzare i benefici.

Preparazione Mentale e Fisica

Prima di iniziare, è importante prepararti mentalmente e fisicamente per la tua pratica di Pilates. Dedica qualche minuto alla meditazione o alla respirazione profonda per centrarti e ridurre lo stress. Fisicamente, assicurati di avere tutto l'equipaggiamento necessario a portata di mano: un tappetino, abbigliamento comodo e una bottiglia d'acqua. Ricorda che il Pilates è tanto una pratica mentale quanto fisica, quindi un approccio calmo e concentrato è essenziale.

Riscaldamento

Inizia ogni sessione con un riscaldamento per preparare il corpo all'allenamento. Il riscaldamento dovrebbe durare circa 5-10 minuti e includere esercizi di mobilità articolare e stretching dinamico. Questi movimenti aiutano ad aumentare la circolazione sanguigna, riscaldare i muscoli e migliorare la flessibilità, riducendo il rischio di infortuni.

Esercizi Base

Durante la prima settimana, concentrati su una serie di esercizi base che costituiscono il nucleo della pratica di Pilates. Ecco alcuni esercizi fondamentali da includere:

1. **The Hundred:** Un esercizio classico che riscalda il corpo e attiva il core. Sdraiati sulla schiena, solleva le gambe a 90 gradi e le spalle dal tappetino. Pompando le braccia su e giù, respira profondamente per 100 conteggi.

2. **Roll Up:** Un movimento che allunga e rafforza la colonna vertebrale. Sdraiati sulla schiena con le braccia estese sopra la testa. Inspira e srotola lentamente la colonna vertebrale fino a raggiungere una posizione seduta, poi espira e ritorna alla posizione di partenza.

3. **Leg Circles:** Questo esercizio migliora la mobilità dell'anca e la stabilità del core. Sdraiati sulla schiena con una gamba estesa verso il soffitto. Disegna cerchi con la gamba estesa, mantenendo il core attivo e la schiena appoggiata sul tappetino.

4. **Single Leg Stretch:** Un movimento che rafforza il core e migliora la flessibilità delle gambe. Sdraiati sulla schiena, porta una gamba verso il petto e estendi l'altra gamba. Alterna le gambe mantenendo il core contratto.

5. **Spine Stretch Forward:** Un esercizio che allunga la colonna vertebrale e rilascia la tensione muscolare. Siediti con le gambe estese davanti a te, inspira per allungare la colonna vertebrale ed espira per fletterla in avanti, raggiungendo le dita dei piedi.

Tecniche di Respirazione

La respirazione è un elemento cruciale nel Pilates. Durante la prima settimana, presta particolare attenzione alle tecniche di respirazione. Impara a coordinare il respiro con i movimenti, inspirando durante la preparazione ed espirando durante l'esecuzione degli esercizi. Questa consapevolezza respiratoria migliorerà l'efficacia degli esercizi e aumenterà la concentrazione.

Creare una Routine

Stabilire una routine regolare è fondamentale per costruire l'abitudine all'allenamento. Durante la prima settimana, dedica almeno 3-4 sessioni di allenamento, ciascuna della durata di 20-30 minuti. Concentrati sulla qualità del movimento piuttosto che sulla quantità, assicurandoti di eseguire ogni esercizio con precisione e controllo.

la prima settimana del programma di Pilates dedicato ai principianti, è importante costruire una solida base di esercizi fondamentali che aiutino a sviluppare consapevolezza del corpo, forza del core, e familiarità con le tecniche di base del Pilates. Di seguito, propongo una tabella delle attività giornaliere per la prima settimana, orientata verso un'introduzione graduale agli esercizi base di Pilates:

Giorno	Attività	Descrizione	Durata
1	Introduzione al Pilates	Breve teoria sul Pilates, introduzione agli attrezzi, approccio alla respirazione corretta.	30 minuti
2	Esercizi di Respirazione	Pratica focalizzata sulla respirazione Pilates per abituare il corpo a respirare durante gli esercizi.	20 minuti
3	The Hundred	Introduzione a "The Hundred", un esercizio di riscaldamento per attivare il core e migliorare la circolazione.	20 minuti
4	Roll Up	Pratica del "Roll Up", per migliorare la flessibilità della colonna vertebrale e la forza addominale.	20 minuti
5	Single Leg Circles	Esecuzione di "Single Leg Circles" per migliorare la stabilità del core e la mobilità dell'anca.	20 minuti
6	Esercizio Libero con Revisione	Ripasso degli esercizi appresi, con sessioni di feedback personalizzati e correzioni.	30 minuti
7	Relax e Stretching	Sessione di rilassamento e stretching per recuperare e prepararsi per la settimana successiva.	30 minuti

5.2 Seconda Settimana: Costruire la Consistenza

La seconda settimana del tuo programma di Pilates è cruciale per consolidare le abitudini create nella settimana precedente e iniziare a costruire una pratica più strutturata e coerente. Ora che hai acquisito familiarità con gli esercizi base e la tecnica corretta, è il momento di aumentare la frequenza e la durata degli allenamenti, oltre a introdurre una maggiore varietà di esercizi per stimolare il corpo in modo completo.
In questa fase, l'obiettivo è rafforzare la tua routine, migliorare la resistenza e perfezionare la tecnica.

Stabilire una Routine di Allenamento

Per costruire consistenza, è fondamentale stabilire una routine di allenamento regolare. Dedica 4-5 giorni alla settimana al Pilates, con sessioni di circa 30-45 minuti ciascuna. Scegli giorni e orari specifici che meglio si adattino al tuo programma quotidiano, e cerca di mantenere questi appuntamenti con te stesso come se fossero impegni irrinunciabili. La coerenza nella pratica aiuterà a rafforzare l'abitudine e migliorare i risultati nel tempo.

Introduzione di Nuovi Esercizi

Durante la seconda settimana, è importante introdurre nuovi esercizi per ampliare la tua routine e stimolare diversi gruppi muscolari. Oltre agli esercizi base come il "The Hundred" e il "Roll Up", puoi aggiungere movimenti come il "Single Leg Circle", il "Double Leg Stretch" e il "Saw". Questi esercizi aiutano a migliorare la forza del core, la flessibilità e la coordinazione. Assicurati di apprendere e eseguire correttamente ogni esercizio, concentrandoti sulla tecnica e sull'allineamento.

1. **Single Leg Circle:** Sdraiati sulla schiena con una gamba estesa verso il soffitto e l'altra gamba appoggiata sul tappetino. Disegna cerchi con la gamba estesa, mantenendo il core attivo e la schiena stabile. Questo esercizio migliora la mobilità dell'anca e la stabilità del core.

2. **Double Leg Stretch:** Sdraiati sulla schiena, porta le ginocchia verso il petto e solleva la testa e le spalle dal tappetino. Allunga simultaneamente le gambe e le braccia lontano dal corpo, poi ritorna alla posizione di partenza. Questo esercizio rafforza il core e migliora la coordinazione.

3. **Saw:** Siediti con le gambe divaricate e le braccia distese lateralmente. Ruota il tronco verso una gamba, raggiungi con la mano opposta il piede della gamba rivolta verso l'esterno e poi torna alla posizione di partenza. Questo movimento allunga i muscoli della schiena e migliora la flessibilità.

Monitoraggio dei Progressi

Durante questa settimana, monitora i tuoi progressi per valutare i miglioramenti nella forza, nella flessibilità e nella tecnica. Puoi utilizzare un diario di allenamento per annotare le tue sessioni, i tuoi sentimenti e le difficoltà riscontrate. Questo ti aiuterà a rimanere motivato e a identificare eventuali aree in cui è necessario lavorare di più. Confronta le tue performance settimanali e osserva come la tua resistenza e il controllo migliorano nel tempo.

Tecniche di Recupero e Riposo

Il recupero è essenziale per evitare il sovraccarico e migliorare i risultati. Integra esercizi di stretching e rilassamento alla fine di ogni sessione per favorire il recupero muscolare e ridurre la rigidità. Inoltre, assicurati di concederti giorni di riposo tra le sessioni di Pilates per permettere ai muscoli di recuperare. Un adeguato riposo e una buona alimentazione contribuiranno a mantenere alta l'energia e a ottimizzare le prestazioni.

Preparazione per la Settimana Successiva

Alla fine della seconda settimana, inizia a prepararti per la settimana successiva, che sarà focalizzata sul potenziamento del core. Rivedi gli esercizi praticati, evidenzia i tuoi punti di forza e le aree da migliorare. Questa preparazione ti aiuterà ad affrontare le nuove sfide con maggiore sicurezza e ad adattare la tua pratica alle tue esigenze personali.

La seconda settimana di Pilates è un momento chiave per costruire consistenza e rafforzare le basi della tua pratica. Stabilendo una routine regolare, introducendo nuovi esercizi e monitorando i tuoi progressi, potrai ottenere risultati tangibili e prepararti per la fase successiva, che sarà dedicata al rafforzamento del core. Con un impegno costante e una pratica riflessiva, sarai sulla buona strada per raggiungere i tuoi obiettivi di fitness e benessere. Nella prossima sezione, esploreremo come focalizzarsi sul potenziamento del core nella terza settimana del tuo percorso di Pilates.

Giorno	Esercizi Principali	Durata	Difficoltà Riscontrata	Progressi Notati	Note Personali
1	Ripasso: The Hundred, Roll Up	30 minuti	-	-	-
2	Leg Stretch, Spine Twist	30 minuti	-	-	-
3	Plank, Double Leg Stretch	30 minuti	-	-	-
4	Saw, Swimming	30 minuti	-	-	-
5	Review of all Week 1 & 2 Exercises	30 minuti	-	-	-
6	Combination of Flexibility and Core Work	30 minuti	-	-	-
7	Stretch and Relax	30 minuti	-	-	-

Indicazioni per l'Uso della Tabella:

- **Esercizi Principali:** Elencare gli esercizi focalizzati per quel giorno, inclusi nuovi movimenti introdotti o combinazioni di esercizi precedenti.

- **Durata:** Durata totale degli esercizi praticati.

- **Difficoltà Riscontrata:** Qualsiasi problema o difficoltà particolare riscontrata durante gli esercizi.

- **Progressi Notati:** Osservazioni su miglioramenti nella forza, flessibilità, resistenza o tecnica.

- **Note Personali:** Spazio per commenti personali su sensazioni, motivazione, e altri aspetti emotivi o fisici notati durante l'allenamento.

5.3 Terza Settimana: Focalizzazione sul Core

La terza settimana del tuo programma di Pilates è dedicata a una delle aree più cruciali della pratica: il core. Il termine "core" si riferisce ai muscoli centrali del corpo, che comprendono l'addome, la parte bassa della schiena, i fianchi e i glutei. Un core forte è fondamentale per migliorare la postura, stabilizzare il corpo durante i movimenti e prevenire infortuni. In questa settimana, concentrerai gli allenamenti su esercizi mirati a rafforzare e stabilizzare il core, aumentando così l'efficacia generale della tua pratica di Pilates.

Comprendere il Core

Per lavorare efficacemente sul core, è importante comprendere quali muscoli lo compongono e come lavorano insieme. Il core non è solo l'addome, ma include anche i muscoli profondi della schiena, il pavimento pelvico e i muscoli obliqui. La stabilità del core aiuta a mantenere l'allineamento corretto della colonna vertebrale durante gli esercizi e migliora la postura. Concentrandoti su questi muscoli, potrai eseguire gli esercizi con maggiore controllo e precisione.

Esercizi di Rafforzamento del Core

Durante questa settimana, includerai esercizi specifici per rafforzare il core. Ecco alcuni esercizi fondamentali che dovresti integrare nella tua routine:

1. **Plank:** Questo esercizio è eccellente per attivare tutti i muscoli del core. Sdraiati a faccia in giù, solleva il corpo sostenendoti sulle punte dei piedi e sugli avambracci, mantenendo il corpo in linea retta. Contrai i muscoli addominali e mantieni la posizione per 30-60 secondi.

2. **Side Plank:** Per lavorare sui muscoli obliqui, esegui il plank laterale. Sdraiati su un lato, solleva il corpo sostenendoti sul gomito e sui piedi, mantenendo il corpo in linea retta. Tieni la posizione per 30-60 secondi e poi cambia lato.

3. **Toe Taps:** Sdraiati sulla schiena con le gambe sollevate e piegate a 90 gradi. Abbassa lentamente un piede verso il tappetino, mantenendo il core attivo e la schiena piatta. Riporta il piede alla posizione iniziale e ripeti con l'altra gamba.

4. **Double Leg Lift:** Sdraiati sulla schiena con le gambe estese e le braccia lungo i fianchi. Solleva entrambe le gambe verso il soffitto mantenendo il core contratto e la schiena appoggiata al tappetino. Abbassa lentamente le gambe senza toccare il tappetino e sollevale di nuovo.

5. **Criss-Cross:** Sdraiati sulla schiena con le mani dietro la testa e le gambe sollevate e piegate a 90 gradi. Ruota il busto verso una gamba, estendendo l'altra, e poi alterna il movimento. Questo esercizio aiuta a rafforzare gli obliqui e migliorare la coordinazione.

Tecniche di Esecuzione e Postura

Una corretta esecuzione degli esercizi è essenziale per massimizzare i benefici e prevenire lesioni. Assicurati di mantenere una postura corretta, evitando di inarcare eccessivamente la schiena durante gli esercizi. Concentrati sulla contrazione del core e sul mantenimento dell'allineamento della colonna vertebrale. La qualità dei movimenti è più importante della quantità, quindi esegui ogni esercizio con attenzione e controllo.

Monitoraggio dei Progressi

Durante questa settimana, monitora attentamente i tuoi progressi nel rafforzamento del core. Utilizza un diario di allenamento per annotare le tue sessioni, le difficoltà incontrate e i miglioramenti osservati. Valuta se riesci a mantenere le posizioni per periodi più lunghi o se noti una maggiore stabilità e controllo durante gli esercizi.

Integrazione nella Routine

Integra gli esercizi di rafforzamento del core nella tua routine complessiva di Pilates, mantenendo una varietà di movimenti che stimolino diversi gruppi muscolari. Alterna gli esercizi focalizzati sul core con quelli che coinvolgono altre aree del corpo per garantire un allenamento equilibrato e completo. Questo approccio ti aiuterà a sviluppare una base solida e a prepararti per la fase successiva, in cui lavorerai sul miglioramento della flessibilità.

La terza settimana del tuo programma di Pilates è dedicata a costruire un core forte e stabile. Concentrandoti su esercizi specifici e mantenendo una corretta esecuzione, rafforzerai i muscoli centrali del corpo,

Giorno	Esercizi di Core	Durata	Difficoltà Riscontrata	Progressi nel Core	Note Personali
1	Plank, Double Leg Stretch	30 minuti	-	-	-
2	Bicycle Crunches, Leg Pull-In	30 minuti	-	-	-
3	Rolling Like a Ball, Teaser	30 minuti	-	-	-
4	Plank Variations, Scissors	30 minuti	-	-	-
5	Pilates 100, Double Leg Lower Lift	30 minuti	-	-	-
6	Criss-Cross, Side Plank	30 minuti	-	-	-
7	Review of all Core Exercises	30 minuti	-	-	Recap di fine settimana e valutazione generale

migliorando la postura e la stabilità generale. Nella prossima sezione, esploreremo come migliorare la flessibilità nella quarta settimana, completando così il tuo percorso verso una pratica di Pilates più completa e bilanciata.

5.4 Quarta Settimana: Miglioramento della Flessibilità

La quarta settimana del tuo programma di Pilates è dedicata al miglioramento della flessibilità. Mentre le settimane precedenti hanno messo l'accento sul rafforzamento del core e sulla costruzione di una routine coerente, questa settimana si concentra sull'allungamento e sul miglioramento dell'elasticità muscolare. La flessibilità è essenziale non solo per migliorare la gamma di movimento e la fluidità dei tuoi esercizi, ma anche per prevenire infortuni e migliorare la tua postura complessiva.

Importanza della Flessibilità

La flessibilità gioca un ruolo cruciale nel Pilates, poiché un buon intervallo di movimento permette di eseguire gli esercizi con maggiore precisione e senza tensioni muscolari. Aumentare la flessibilità aiuta a mantenere i muscoli e le articolazioni in uno stato di equilibrio, facilitando una migliore esecuzione dei movimenti e migliorando l'efficacia della tua pratica. Inoltre, una maggiore flessibilità contribuisce a una postura migliore e a una riduzione del rischio di lesioni.

Esercizi di Allungamento per il Pilates

Durante questa settimana, è fondamentale integrare esercizi di allungamento nella tua routine di Pilates. Ecco alcuni esercizi chiave che possono aiutare a migliorare la tua flessibilità:

1. **Stretching del Muscolo Piriforme:** Sdraiati sulla schiena e piega una gamba, posizionando il piede sopra il ginocchio dell'altra gamba. Porta la gamba piegata verso il petto, sentendo un allungamento nella parte esterna dell'anca e nella regione del gluteo. Mantieni la posizione per 20-30 secondi e poi cambia gamba.

2. **Allungamento della Catena Posteriore:** Inizia in posizione eretta e piega il busto in avanti cercando di toccare le punte dei piedi, mantenendo le gambe dritte. Questo esercizio allunga i muscoli della parte posteriore delle gambe, inclusi i muscoli ischio crurali e i polpacci. Mantieni l'allungamento per 20-30 secondi e ripeti 2-3 volte.

3. **Allungamento del Psoas:** Inginocchiati su una gamba e avanza con l'altra gamba davanti a te, mantenendo il ginocchio piegato a 90 gradi. Spingi delicatamente i fianchi in avanti per sentire un allungamento nella parte anteriore dell'anca e del bacino. Mantieni la posizione per 20-30 secondi e cambia lato.

4. **Stretching dei Flessori del Collo:** Seduto o in piedi, inclina delicatamente la testa verso una spalla, usando la mano per applicare una leggera pressione per aumentare l'allungamento. Questo esercizio aiuta a sciogliere la tensione nei muscoli del collo e delle spalle. Mantieni la posizione per 20-30 secondi e cambia lato.

5. **Allungamento del Quadricipite:** In posizione eretta, afferra il piede di una gamba e portalo verso il gluteo, mantenendo le ginocchia unite. Questo esercizio allunga il muscolo quadricipite nella parte anteriore della coscia. Mantieni la posizione per 20-30 secondi e cambia gamba.

Tecniche per Migliorare la Flessibilità

Per ottenere i migliori risultati dall'allungamento, è importante seguire alcune tecniche chiave:

- **Respirazione Profonda:** La respirazione profonda aiuta a rilassare i muscoli durante l'allungamento, permettendo un allungamento più efficace. Inspira profondamente attraverso il naso ed espira lentamente attraverso la bocca mentre esegui gli esercizi.

- **Movimenti Lenti e Controllati:** Esegui gli allungamenti in modo lento e controllato, evitando movimenti bruschi. Mantieni ogni posizione di allungamento per almeno 20-30 secondi per permettere ai muscoli di rilassarsi e allungarsi adeguatamente.

- **Progressione Graduale:** Aumenta gradualmente la durata e l'intensità degli allungamenti nel tempo. Non forzare mai il corpo oltre il suo limite e ascolta sempre i segnali che ti invia.

Monitoraggio dei Progressi

Osserva i tuoi progressi nella flessibilità durante questa settimana. Nota eventuali miglioramenti nella tua gamma di movimento e valuta se riesci a eseguire gli esercizi con maggiore facilità e comfort. Utilizza un diario per annotare le tue sensazioni e i miglioramenti osservati. Questo ti aiuterà a rimanere motivato e a mantenere la concentrazione sui tuoi obiettivi.

Preparazione per la Settimana Successiva

Alla fine della settimana, inizia a prepararti per la fase successiva, che sarà dedicata al consolidamento dei progressi. Rivedi gli esercizi di allungamento e rifletti sui miglioramenti ottenuti. Pianifica di integrare gli esercizi di flessibilità nella tua routine regolare di Pilates per mantenere e continuare a migliorare la tua elasticità muscolare.

La quarta settimana del tuo programma di Pilates si concentra sul miglioramento della flessibilità, un elemento fondamentale per una pratica equilibrata e completa. Integrando esercizi di allungamento nella tua routine e adottando tecniche di esecuzione efficaci, potrai migliorare la tua elasticità muscolare e prepararti per il consolidamento dei progressi nella settimana successiva. Nella prossima sezione, esploreremo come consolidare i risultati ottenuti e continuare a progredire nel tuo percorso di Pilates.

5.5 Quinta Settimana: Consolidamento dei Progressi

Giorno	Esercizi di Flessibilità	Durata	Sensazioni Durante l'Esercizio	Miglioramenti Osservati	Note Personali
1	Stretching Dinamico	30 minuti	-	-	-
2	Yoga Pilates Fusion	30 minuti	-	-	-
3	Pilates Stretches (Focus on Legs)	30 minuti	-	-	-
4	Spine Stretch Forward & Saw	30 minuti	-	-	-
5	Mermaid Stretch, Cat Stretch	30 minuti	-		-
6	Standing Stretch Routine	30 minuti	-	-	-
7	Review & Long Hold Stretches	30 minuti	-	-	Riepilogo settimanale, sensazioni complessive

La quinta settimana del tuo programma di Pilates è dedicata al consolidamento dei progressi ottenuti fino a questo momento. Questo periodo è cruciale per consolidare i benefici che hai raggiunto nelle settimane precedenti e per stabilire abitudini di allenamento durature. Durante questa settimana, ti concentrerai su come mantenere e ampliare i risultati ottenuti, garantendo una pratica di Pilates che sia sostenibile e in continuo miglioramento.

Rivedere e Riflettere sui Progressi

Inizia la settimana rivedendo i progressi che hai fatto fino ad ora. Analizza come la tua forza centrale, flessibilità e resistenza siano migliorate. Prendi nota dei cambiamenti nella tua forma fisica, come la riduzione della massa grassa, il miglioramento della postura e l'aumento della mobilità articolare. Questo è anche un buon momento per riflettere su come la tua pratica di Pilates ha influenzato la tua vita quotidiana e il tuo benessere generale.

Ottimizzare la Routine di Allenamento

Consolidare i progressi significa anche ottimizzare la tua routine di allenamento. Considera di rivedere e modificare il tuo programma di esercizi per affrontare nuove sfide e evitare la stagnazione. Integra esercizi avanzati che richiedono maggiore concentrazione e controllo, e cerca di variare la tua routine per mantenerla stimolante e coinvolgente. Utilizza i tuoi punti di forza acquisiti per affrontare nuove sfide e continua a lavorare sui tuoi punti deboli.

Monitorare e Valutare il Proprio Stile di Vita

Mantenere i progressi nel Pilates richiede un approccio equilibrato che vada oltre l'allenamento. Monitora il tuo stile di vita complessivo, inclusi alimentazione, sonno e gestione dello stress. Una dieta equilibrata, un adeguato riposo e tecniche di gestione dello stress sono essenziali per supportare il tuo benessere fisico e mentale. Assicurati di incorporare queste abitudini nel tuo quotidiano per sostenere e migliorare i risultati ottenuti con il Pilates.

Pianificazione a Lungo Termine

Elabora un piano a lungo termine per continuare a progredire nella tua pratica di Pilates. Stabilisci obiettivi a lungo termine e crea una strategia per raggiungerli. Considera l'inclusione di nuovi obiettivi come l'aumento della difficoltà degli esercizi, l'esplorazione di nuove tecniche o la partecipazione a corsi avanzati. Pianifica anche dei controlli regolari per monitorare i tuoi progressi e apportare modifiche al piano in base alle tue esigenze.

Integrazione con Altri Aspetti della Vita

Infine, integra il Pilates e i suoi benefici con altri aspetti della tua vita.

Categoria	Obiettivi a Lungo Termine	Strategia per il Raggiungimento	Timeline	Checkpoint di Monitoraggio	Note
Forza del Core	Incrementare la capacità di eseguire "The Hundred" per 5 minuti	Pratica quotidiana incrementando la durata	6 mesi	Ogni mese	-
Flessibilità	Riuscire a eseguire completamente il "Spine Stretch Forward"	Inclusione di stretching quotidiano	3 mesi	Ogni 2 settimane	-
Tecniche Avanzate	Apprendere e integrare esercizi avanzati come "Control Balance"	Partecipare a workshop o lezioni avanzate	1 anno	Ogni 3 mesi	-
Resistenza	Eseguire una sessione completa di Pilates senza pause	Aumentare gradualmente la durata delle sessioni	6 mesi	Ogni mese	-
Nuove Tecniche	Esplorare varianti di Pilates come il Pilates su macchine	Iscrizione a corsi specifici	1 anno	Ogni 6 mesi	-
Salute Generale	Migliorare la postura generale e ridurre il dolore alla schiena	Focus su esercizi di allineamento e postura	Continuo	Checkup annuale con un fisioterapista	-

Cerca di applicare i principi del Pilates alla tua routine quotidiana, come mantenere una postura corretta durante il lavoro o gestire lo stress con tecniche di respirazione. Questa integrazione ti aiuterà a prolungare i benefici del Pilates e a creare uno stile di vita equilibrato e sano.

La quinta settimana è un momento cruciale per consolidare e amplificare i progressi raggiunti. Con una riflessione approfondita sui risultati ottenuti, l'ottimizzazione della routine di allenamento e una valutazione complessiva del tuo stile di vita, sarai in grado di mantenere e migliorare continuamente i benefici del Pilates. La settimana successiva si concentrerà sull'importanza di una dieta equilibrata come supporto essenziale al tuo programma di Pilates e al tuo benessere complessivo.

Capitolo 6: Alimentazione e Stile di Vita

6.1 Principi di una Dieta Equilibrata

Una dieta equilibrata è fondamentale per sostenere e ottimizzare i benefici del Pilates, garantendo che il tuo corpo riceva i nutrienti necessari per funzionare al meglio. La corretta alimentazione non solo supporta il recupero muscolare e l'energia durante gli allenamenti, ma influisce anche sulla tua salute generale e sul benessere. In questa sezione, esploreremo i principi chiave di una dieta equilibrata e come questi possono essere integrati nel tuo stile di vita per massimizzare i risultati del tuo programma di Pilates.

Macros e Micros: Gli Elementi Fondamentali

La base di una dieta equilibrata include una combinazione adeguata di macronutrienti e micronutrienti. I macronutrienti, che comprendono carboidrati, proteine e grassi, forniscono l'energia necessaria e sono essenziali per il recupero muscolare.

- **Carboidrati:** I carboidrati sono la principale fonte di energia per il corpo, particolarmente importante per alimentare l'attività fisica. Opta per carboidrati complessi come cereali integrali, frutta e verdura, che rilasciano energia in modo graduale e contribuiscono al mantenimento della stabilità glicemica.

- **Proteine:** Le proteine sono fondamentali per la riparazione e la crescita muscolare. Assicurati di includere fonti proteiche magre come pollo, pesce, tofu, legumi e latticini. Una quantità adeguata di proteine aiuta anche a mantenere la massa muscolare e a sostenere il metabolismo.

- **Grassi:** I grassi sani, come quelli provenienti da avocado, noci, semi e pesce, sono importanti per la salute generale e per l'assorbimento delle vitamine liposolubili. I grassi monoinsaturi e polinsaturi possono anche contribuire alla riduzione dell'infiammazione e al miglioramento della salute cardiovascolare.

I micronutrienti, come vitamine e minerali, sono necessari in quantità minori ma sono cruciali per la salute. Le vitamine A, C, D, E e i minerali come il ferro, il calcio e il magnesio svolgono ruoli vitali nel supportare il sistema immunitario, la salute delle ossa e la funzione muscolare.

Bilanciare i Pasti e Gestire le Porzioni

Un aspetto importante di una dieta equilibrata è il bilanciamento dei pasti e la gestione delle porzioni. Cerca di distribuire i tuoi pasti e spuntini durante la giornata per mantenere stabili i livelli di energia e evitare picchi di fame. Ogni pasto dovrebbe includere una combinazione di carboidrati complessi, proteine magre e grassi sani. Utilizza piatti più piccoli e presta attenzione alle dimensioni delle porzioni per evitare eccessi calorici.

Idratazione Adeguata

L'idratazione è un elemento chiave di una dieta equilibrata. L'acqua è essenziale per molte funzioni corporee, tra cui la regolazione della temperatura, la digestione e il trasporto dei nutrienti. Bevi almeno 8 bicchieri d'acqua al giorno e aumenta l'assunzione se pratichi attività fisica intensa. Considera anche il consumo di bevande ricche di elettroliti dopo allenamenti prolungati per ripristinare i minerali persi.

Evitare Alimenti Processati e Zuccheri Aggiunti

Per mantenere una dieta equilibrata, è importante limitare il consumo di alimenti processati e zuccheri aggiunti. Questi alimenti spesso contengono calorie vuote e possono contribuire all'aumento di peso e a problemi di salute come il diabete e le malattie cardiovascolari. Scegli cibi freschi e non trasformati e opta per alternative naturali quando possibile.

Adattare la Dieta alle Esigenze Individuali

Ogni persona ha esigenze nutrizionali uniche basate su fattori come età, sesso, livello di attività e obiettivi di fitness. Adatta la tua dieta alle tue esigenze individuali e considera di consultare un dietista o un nutrizionista per ottenere consigli personalizzati. Un professionista della nutrizione può aiutarti a creare un piano alimentare che soddisfi le tue esigenze specifiche e ti aiuti a raggiungere i tuoi obiettivi di fitness.

I principi di una dieta equilibrata sono essenziali per sostenere il tuo programma di Pilates e promuovere un benessere ottimale. Bilanciare macronutrienti e micronutrienti, gestire le porzioni, mantenere un'adeguata idratazione e limitare gli alimenti processati sono tutti elementi cruciali per una nutrizione efficace. Nella prossima sezione, esploreremo come pianificare i pasti per sostenere il tuo programma di Pilates e raggiungere i tuoi obiettivi di fitness.

6.2 Pianificazione dei Pasti

La pianificazione dei pasti è fondamentale per sostenere un'alimentazione equilibrata e ottimizzare i benefici del Pilates. Una pianificazione efficace ti aiuta a mantenere un apporto nutrizionale costante, evitare le tentazioni e garantire che il tuo corpo riceva tutti i nutrienti necessari per sostenere l'attività fisica e recuperare adeguatamente. In questa sezione, esploreremo le migliori pratiche per pianificare i tuoi pasti in modo da supportare il tuo programma di Pilates e mantenere uno stile di vita sano.

Creare un Piano Settimanale dei Pasti

Un piano settimanale dei pasti è uno strumento utile per organizzare le tue abitudini alimentari. Dedica del tempo ogni settimana per pianificare i tuoi pasti e spuntini. Include una varietà di opzioni che coprano tutti i gruppi alimentari e assicurati di bilanciare carboidrati, proteine e grassi in ogni pasto. Pianifica anche spuntini sani per mantenere stabili i livelli di energia tra i pasti principali. Un piano ben organizzato ti aiuta a evitare decisioni alimentari impulsive e a garantire che tu abbia sempre a disposizione ingredienti freschi e nutrienti.

Di seguito, un esempio di tabella di pianificazione settimanale dei pasti, inclusi spuntini, per assicurare che i livelli di energia rimangano stabili e per evitare scelte alimentari impulsive.

Giorno	Colazione	Spuntino Mattina	Pranzo	Spuntino Pomeriggio	Cena	Spuntino Sera
Lunedì	Avena con mirtilli e semi di chia	Yogurt greco con miele	Insalata di quinoa con ceci e verdure miste	Mandorle e una mela	Salmone al forno con asparagi	Bicchiere di latte e un biscotto integrale
Martedì	Frullato di proteine con spinaci e banana	Bastoncini di carote con hummus	Petto di pollo grigliato con insalata verde	Yogurt greco e frutti di bosco	Bistecca di manzo con patate dolci arrosto	Un pezzo di cioccolato fondente
Mercoledì	Uova strapazzate con spinaci e pomodori	Noci e un'arancia	Wrap di tacchino con verdure e avocado	Barretta di cereali senza zuccheri	Pasta integrale con ragù di verdure	Popcorn fatti in casa
Giovedì	Pancake di avena con sciroppo d'acero naturale	Smoothie di frutta e verdura	Insalata di lenticchie con tonno	Biscotti di riso con tahini	Curry di pollo con riso integrale	Una coppa di gelato alla frutta
Venerdì	Ciotola di yogurt con granola e frutta fresca	Fette di mela con burro di mandorle	Sushi di salmone e insalata di alghe	Mix di frutta secca	Pizza integrale con mozzarella e funghi	Frullato di kefir con mirtilli
Sabato	Omelette con peperoni, cipolle e formaggio	Un kiwi e una manciata di pistacchi	Insalata greca con pollo	Chips di verdure e salsa guacamole	Lasagna vegetariana	Budino di chia con latte di cocco
Domenica	French toast integrale con frutti rossi	Barretta proteica	Arrosto di tacchino con patate e carote	Crackers integrali e formaggio fresco	Zuppa di lenticchie con pane integrale	Sorbetto al limone

Consigli per la Pianificazione dei Pasti:

1. **Preparazione in Anticipo:** Prepara alcuni ingredienti o pasti interi durante il weekend per ridurre lo stress e il tempo di preparazione durante la settimana lavorativa.

2. **Acquisto Strategico:** Crea una lista della spesa basata sul tuo piano di pasti per assicurarti di acquistare solo ciò che ti serve, evitando così sprechi alimentari e acquisti impulsivi.

3. **Bilanciamento Nutrizionale:** Assicurati che ogni pasto e spuntino contengano un buon equilibrio di macronutrienti (carboidrati, proteine, grassi) per ottimizzare l'energia e la nutrizione.

4. **Varietà:** Incorpora una varietà di alimenti per evitare la monotonia alimentare e garantire un'ampia gamma di nutrienti essenziali.

5. **Idratazione:** Non dimenticare di includere un adeguato apporto di liquidi, soprattutto acqua, per mantenere una buona idratazione.

Adattare la Pianificazione alle Esigenze Personali

Ogni persona ha esigenze alimentari diverse basate su fattori come età, sesso, livello di attività e obiettivi di fitness. Personalizza il tuo piano alimentare per soddisfare queste esigenze specifiche. Se hai obiettivi di perdita di peso, adatta le porzioni e scegli alimenti con una densità calorica più bassa ma ricchi di nutrienti. Se stai cercando di aumentare la massa muscolare, aumenta l'apporto di proteine e carboidrati complessi. Consulta un dietista o un nutrizionista per ottenere consigli personalizzati e ottimizzare il tuo piano alimentare in base alle tue necessità individuali.

Una pianificazione efficace dei pasti è essenziale per mantenere una dieta equilibrata e sostenere il tuo programma di Pilates. Creando un piano settimanale, preparando i pasti in anticipo e bilanciando i macronutrienti, puoi garantire che la tua alimentazione supporti al meglio il tuo allenamento e contribuisca al tuo benessere generale. Nella prossima sezione, esploreremo l'importanza dell'idratazione e come mantenere adeguati livelli di liquidi per ottimizzare la tua salute e prestazioni fisiche.

6.3 Idratazione

L'idratazione è un aspetto cruciale della salute e del benessere che spesso viene trascurato, ma è essenziale per il mantenimento delle funzioni corporee ottimali e il miglioramento delle performance durante il Pilates e altre attività fisiche. Una corretta idratazione supporta non solo la salute generale, ma anche il recupero muscolare e la prevenzione di infortuni. In questa sezione, esploreremo l'importanza dell'idratazione, come mantenerla adeguata e i benefici diretti che essa apporta al tuo regime di Pilates.

L'Importanza dell'Idratazione per la Performance Fisica

L'acqua è fondamentale per quasi tutte le funzioni corporee, inclusa la regolazione della temperatura corporea e il trasporto di nutrienti ai muscoli. Durante l'esercizio, il corpo perde liquidi attraverso il sudore e la respirazione, e questa perdita deve essere compensata per evitare la disidratazione. Una corretta idratazione migliora la tua performance durante il Pilates, permettendo ai tuoi muscoli di lavorare in modo più efficiente e riducendo il rischio di crampi e fatica precoce. Assicurati di bere acqua prima, durante e dopo gli allenamenti per mantenere un equilibrio ottimale di liquidi.

Quanta Acqua Dovresti Bere?

La quantità di acqua di cui hai bisogno può variare in base a diversi fattori, come il tuo peso, il livello di attività fisica, il clima e il tuo stato di salute generale. Una raccomandazione generale è di bere almeno 8 bicchieri (circa 2 litri) di acqua al giorno. Tuttavia, durante le sessioni di Pilates o qualsiasi esercizio fisico, potresti necessitare di ulteriori liquidi per compensare le perdite dovute al sudore. Per gli allenamenti intensi o di lunga durata, considera di bere 200-300 ml di acqua ogni 20 minuti per mantenere l'idratazione ottimale.

Monitorare l'Idratazione attraverso Segnali del Corpo

Il tuo corpo ti invia segnali quando ha bisogno di acqua, ed è importante imparare a riconoscerli. La sete è un segnale ovvio, ma anche altri indicatori come l'urina scura, una pelle secca o sensazioni di affaticamento possono suggerire disidratazione. Monitora il colore delle urine: dovrebbe essere chiaro o leggermente giallo. Se è scuro, è un segno che potresti aver bisogno di bere più acqua. Mantieni una routine di idratazione costante durante tutto il giorno, non solo durante o dopo l'esercizio.

Alimenti e Bevande che Favoriscono l'Idratazione

Oltre a bere acqua, puoi anche migliorare l'idratazione attraverso la dieta. Alcuni alimenti, come frutta e verdura, contengono alti livelli di acqua e possono contribuire a mantenerti idratato. Angurie, cetrioli, arance e fragole sono eccellenti per aumentare l'assunzione di liquidi. Inoltre, bevande come tè verde e tisane possono fornire ulteriori benefici idratanti, oltre a offrire antiossidanti. Tuttavia, evita bevande con caffeina o alcol in eccesso, poiché possono avere effetti diuretici che aumentano la perdita di liquidi.

Strategie per Mantenere l'Idratazione durante l'Attività Fisica

Durante le sessioni di Pilates o qualsiasi esercizio fisico, è essenziale mantenere l'idratazione. Inizia la tua sessione di allenamento ben idratato e porta con te una bottiglia d'acqua per bere regolarmente durante l'esercizio. Se pratichi esercizi ad alta intensità o per un lungo periodo, considera l'uso di bevande sportive che contengano elettroliti per reintegrare sodio e potassio persi con il sudore. Ricorda che l'idratazione non è solo una questione di quantità ma anche di regolarità. Bevi piccole quantità di acqua frequentemente piuttosto che grandi quantità in un'unica volta.

L'idratazione è un componente essenziale per sostenere il tuo regime di Pilates e mantenere il benessere generale. Assicurandoti di bere acqua adeguata, monitorare i segnali di disidratazione e integrare alimenti e bevande idratanti nella tua dieta, puoi migliorare significativamente le tue performance e il recupero fisico. Nella prossima sezione, esploreremo l'importanza del riposo e del recupero per ottimizzare i benefici del tuo allenamento e mantenere uno stato di salute equilibrato.

6.4 Riposo e Recupero

Il riposo e il recupero sono elementi cruciali per il successo di qualsiasi programma di allenamento, incluso il Pilates. Mentre l'esercizio fisico stimola e sfida i muscoli, è durante i periodi di riposo che avviene il vero progresso. Senza un adeguato recupero, il rischio di infortuni, affaticamento e stagnazione dei risultati aumenta notevolmente. In questa sezione, esploreremo l'importanza del riposo e del recupero e forniremo consigli pratici per massimizzare i benefici del tuo regime di Pilates.

L'Importanza del Riposo per il Recupero Muscolare

Durante l'allenamento, i muscoli subiscono microtraumi che devono essere riparati per crescere e rafforzarsi. Questo processo di riparazione e crescita avviene principalmente durante il riposo. Senza un adeguato tempo di recupero, i muscoli non hanno la possibilità di ripararsi completamente, il che può portare a stanchezza muscolare cronica e riduzione delle prestazioni. Il riposo permette anche di ridurre l'infiammazione e il dolore muscolare, facilitando il ritorno alla forma ottimale per il prossimo allenamento.

Strategia di Recupero Post-Allenamento

Dopo ogni sessione di Pilates, è essenziale adottare pratiche di recupero per ottimizzare i benefici e prevenire lesioni. Le tecniche di recupero includono stretching, idratazione e alimentazione adeguata. Lo stretching post-allenamento aiuta a ridurre la tensione muscolare e a migliorare la flessibilità. Assicurati di dedicare qualche minuto a esercizi di stretching dolce e rilassante, concentrandoti sui gruppi muscolari principali che hai lavorato. Bere acqua e consumare un pasto ricco di proteine e carboidrati entro un'ora dal termine dell'allenamento può accelerare il processo di recupero, fornendo ai muscoli i nutrienti necessari per la riparazione.

Il Ruolo del Sonno nel Recupero

Il sonno è fondamentale per il recupero ottimale. Durante il sonno profondo, il corpo rilascia ormoni che facilitano la riparazione muscolare e la crescita. Una mancanza cronica di sonno può compromettere la tua capacità di recuperare adeguatamente, rallentando i progressi e aumentando il rischio di infortuni. Cerca di dormire tra 7 e 9 ore per notte e mantenere una routine di sonno regolare. Creare un ambiente di sonno favorevole, con una camera buia e silenziosa e una temperatura controllata, può migliorare la qualità del riposo.

Tecniche di Recupero Attivo

Il recupero attivo è una strategia che prevede attività leggere che possono aiutare a stimolare la circolazione sanguigna e accelerare il recupero senza sovraccaricare i muscoli. Esempi di recupero attivo includono passeggiate leggere, nuoto a ritmo lento o sessioni di yoga dolce. Queste attività favoriscono il flusso sanguigno, aiutando a eliminare le tossine accumulate nei muscoli e riducendo la rigidità. Integrare il recupero attivo nei giorni di riposo può mantenere i muscoli elastici e pronti per il prossimo allenamento.

Ascoltare il Tuo Corpo

Infine, è importante ascoltare i segnali del tuo corpo e riconoscere quando è necessario un ulteriore riposo. Sentimenti di stanchezza persistente, dolori muscolari intensi o una mancanza di motivazione possono essere segni che hai bisogno di un giorno in più per recuperare. Ignorare questi segnali e continuare a esercitarti senza un adeguato riposo può portare a infortuni e burnout. Impara a riconoscere questi segnali e concediti il tempo necessario per recuperare completamente.

Il riposo e il recupero sono essenziali per il successo a lungo termine del tuo programma di Pilates. Investire tempo e attenzione in queste pratiche non solo ottimizza i risultati dell'allenamento, ma contribuisce anche a una salute generale migliore e a una maggiore qualità della vita. Nella prossima sezione, esploreremo come integrare il Pilates in uno stile di vita sano, assicurandoti di ottenere il massimo beneficio dalle tue pratiche di allenamento e promuovendo un benessere complessivo.

Capitolo 7: Esercizi Mirati per Snellire il Corpo

7.1 Esercizi per Snellire le Gambe

Snellire e tonificare le gambe è un obiettivo comune per molti praticanti di Pilates. Gli esercizi specifici di Pilates possono essere estremamente efficaci nel rafforzare i muscoli delle gambe, migliorarne la forma e aumentare la loro efficienza funzionale. In questa sezione, ci concentreremo sugli esercizi di Pilates che aiutano a snellire le gambe, migliorare la circolazione e promuovere una maggiore definizione muscolare.

Benefici degli Esercizi di Pilates per le Gambe

Gli esercizi di Pilates per le gambe non solo aiutano a tonificare e definire i muscoli, ma migliorano anche l'allineamento e la stabilità del corpo. Questi esercizi lavorano profondamente sui muscoli, migliorando l'equilibrio e la coordinazione, e possono aiutare a prevenire infortuni legati a squilibri muscolari. Inoltre, l'accento posto sulla tecnica e sulla precisione del movimento contribuisce a un utilizzo ottimale dell'energia, permettendo di eseguire le attività quotidiane con maggiore facilità.

Esercizi Fondamentali per Snellire le Gambe

- **Leg Circles:** Sdraiati sulla schiena con le gambe dritte verso il soffitto. Mantieni i fianchi fermi mentre ruoti una gamba in un ampio cerchio, poi inverti la direzione. Questo esercizio aiuta a lavorare i muscoli dell'anca e dell'addome inferiore, oltre a snellire le cosce.

- **Side Leg Lifts:** Sdraiati su un fianco con le gambe sovrapposte. Solleva la gamba superiore mantenendola dritta, poi abbassala con controllo. Questo esercizio non solo tonifica l'interno e l'esterno delle cosce, ma anche i glutei e i fianchi.

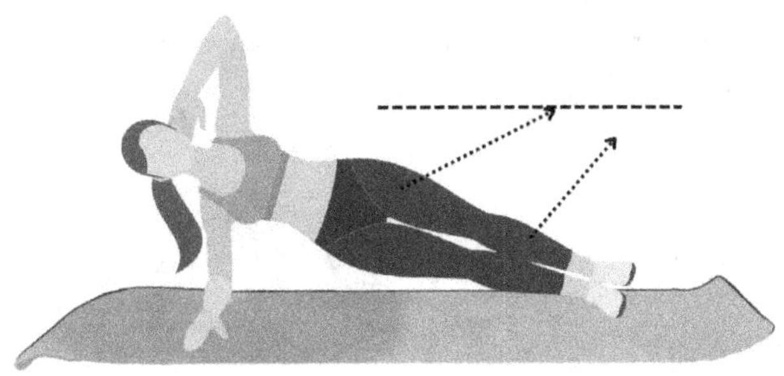

- **Standing Pilates Leg Lifts:** In piedi, con il corpo dritto, solleva una gamba all'indietro senza inclinare il bacino. Mantieni la posizione per alcuni secondi prima di abbassare la gamba con controllo. Questo movimento migliora la forza e la tonicità della parte posteriore delle cosce e dei glutei.

- **Pilates Squat:** Simile a un normale squat ma con un'enfasi maggiore sul mantenimento della postura corretta. Fletti le ginocchia e abbassa il corpo come se stessi per sederti su una sedia, mantenendo i piedi fermi e la schiena dritta. Gli squat sono efficaci per tonificare i muscoli delle cosce e dei glutei.

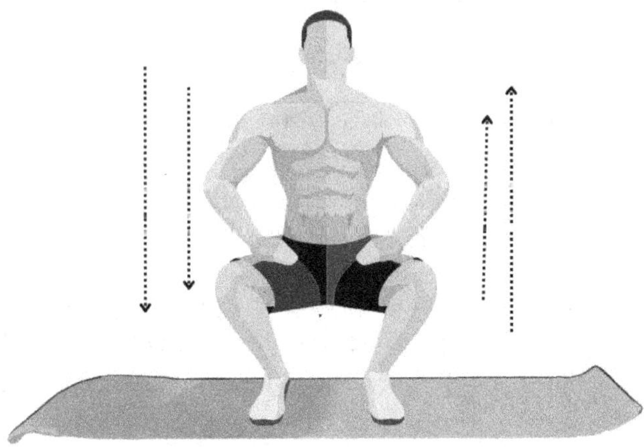

- **Bridge Lifts:** Sdraiati sulla schiena con le ginocchia piegate e i piedi appoggiati a terra. Solleva il bacino verso il soffitto, stringendo i glutei e i muscoli delle cosce, poi rilassali mentre abbassi il corpo a terra. Questo esercizio rinforza i muscoli delle cosce, dei glutei e della parte bassa della schiena.

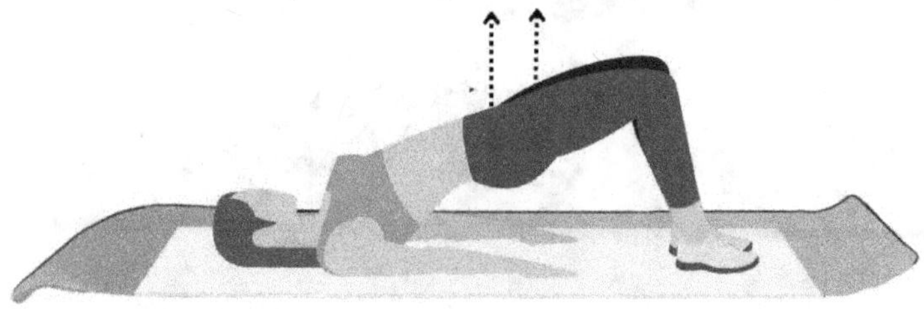

Tecniche di Esecuzione

Per massimizzare l'efficacia di questi esercizi, è fondamentale concentrarsi sulla qualità del movimento:

- Mantieni il core attivo durante tutti gli esercizi per stabilizzare il corpo e garantire l'allineamento corretto.

- Usa la respirazione per coordinare il movimento, inspirando nella preparazione e espirando nell'esecuzione.

- Aumenta gradualmente l'intensità e la durata dei movimenti man mano che la tua forza e resistenza migliorano.

Integrare gli Esercizi nella Routine di Pilates

Incorpora questi esercizi in una routine bilanciata che include anche lavoro su altre parti del corpo. Alternare giorni focalizzati sulle gambe con giorni che mirano ad altre aree muscolari può aiutare a prevenire l'affaticamento e stimolare un miglioramento complessivo.

Gli esercizi di Pilates per snellire le gambe sono una parte efficace di un programma di fitness completo. Essi non solo migliorano la forma e la funzionalità delle gambe, ma contribuiscono anche a una postura migliore e a una maggiore stabilità del core. Nella prossima sezione, esploreremo esercizi specifici per snellire le braccia, continuando a costruire una silhouette proporzionata e funzionale.

Tenersi in forma e mantenere le braccia snelle e toniche è un obiettivo comune per molti appassionati di Pilates. Gli esercizi di Pilates che focalizzano sull'allenamento delle braccia non solo aiutano a migliorarne l'aspetto estetico, ma aumentano anche la forza, la flessibilità e la funzionalità. Questa sezione delibera una serie di esercizi dedicati specificamente alle braccia, progettati per integrarsi perfettamente nella tua routine di Pilates e migliorare complessivamente la postura e la forza del core. Questi esercizi preparano il corpo per movimenti più intensi e mirati verso la zona lombare, che verranno esplorati nella sezione successiva.

Benefici degli Esercizi di Pilates per le Braccia

Snellire e tonificare le braccia con Pilates porta a numerosi benefici, tra cui un miglioramento della postura e un aumento della forza che si estende oltre le braccia stesse, raggiungendo il core e altre parti del corpo. Gli esercizi specifici per le braccia non solo modellano i muscoli bicipiti, tricipiti e delle spalle, ma migliorano anche la stabilità scapolare e la flessibilità delle spalle, essenziali per una buona postura e per la prevenzione delle lesioni.

Esercizi Fondamentali per le Braccia

- **Arm Circles:** In piedi o seduti con la schiena dritta, estendi le braccia ai lati all'altezza delle spalle. Esegui piccoli cerchi in avanti per circa 30 secondi, poi inverti la direzione e fai cerchi all'indietro. Questo esercizio riscalda le spalle, aumenta la circolazione e migliora la mobilità scapolare.

- **Tricep Dips:** Utilizzando una sedia o un banco, posiziona le mani sul bordo, con le dita rivolte verso il tuo corpo. Estendi le gambe davanti a te e abbassa il corpo piegando i gomiti, poi spingiti su fino a estendere completamente le braccia. Questo esercizio mira specificamente ai tricipiti, contribuendo a snellire e tonificare la parte posteriore delle braccia.

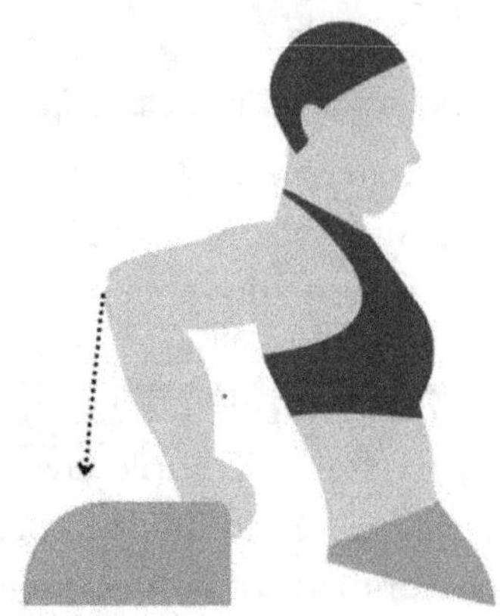

- **Pilates Push-ups:** Da una posizione di plank con le mani appena più larghe delle spalle, abbassa il corpo tenendo i gomiti vicini ai fianchi. Questa variazione di push-up focalizza l'attenzione sui tricipiti e sui pettorali, oltre a coinvolgere il core per la stabilizzazione.

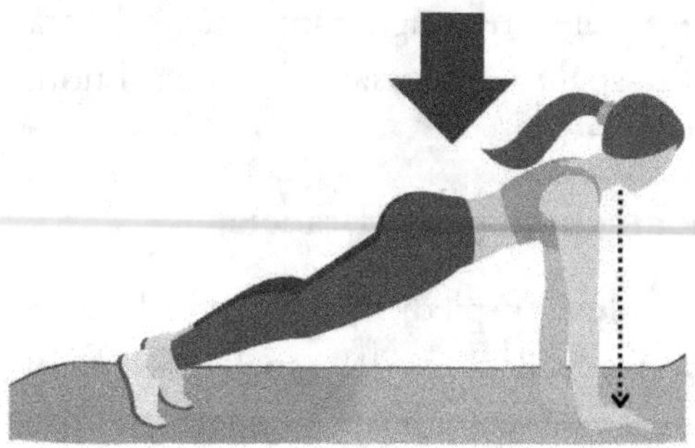

- **Boxing:** In piedi, con una leggera flessione delle ginocchia, alterna pugni in avanti con un leggero peso o senza peso. Questo movimento non solo lavora le braccia ma anche il core, dato che devi mantenere la stabilità durante il movimento dinamico.

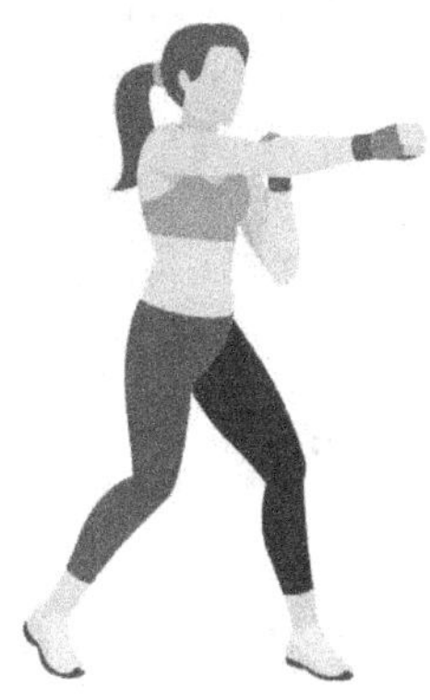

- **Plank to Side Plank:** Inizia in posizione di plank. Ruota il corpo in una posizione di side plank sollevando un braccio verso il cielo e mantenendo l'altro braccio esteso per terra. Questo esercizio rafforza le braccia mentre migliora la stabilità del core e la forza complessiva.

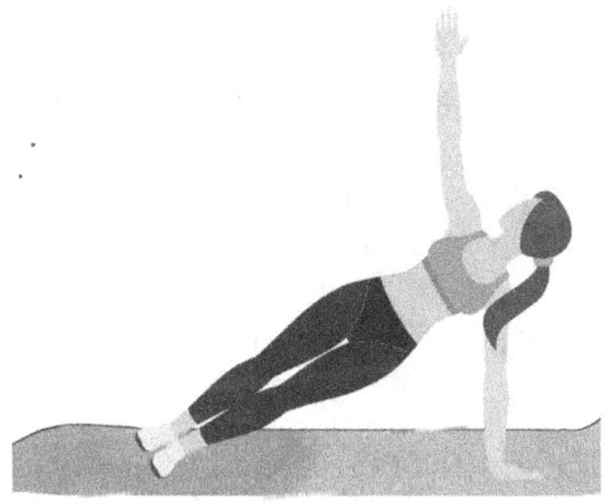

Integrare gli Esercizi nella Routine di Pilates

Per ottenere i migliori risultati, integra questi esercizi in una routine bilanciata che comprende anche il lavoro su altre parti del corpo. Assicurati di iniziare con un adeguato riscaldamento per preparare le braccia e concludi con esercizi di stretching per evitare rigidità e favorire la flessibilità.

Consigli per Massimizzare l'Efficacia

- Mantieni una postura corretta durante gli esercizi per massimizzare i benefici e prevenire infortuni.

- Utilizza la respirazione controllata per aiutarti a concentrarti e stabilizzare ulteriormente il movimento.

- Incrementa gradualmente l'intensità e la durata degli esercizi man mano che la tua forza e resistenza migliorano.

Gli esercizi per snellire le braccia sono un aspetto fondamentale di un programma di Pilates completo. La loro pratica regolare non solo aiuta a ottenere braccia più snelle e toniche, ma contribuisce anche alla salute generale del corpo. Nella prossima sezione, esploreremo come esercizi simili possono essere applicati alla zona lombare, un'area critica per la postura e la stabilità.

7.3 Esercizi per la Zona Lombare

La zona lombare è una regione critica del corpo che svolge un ruolo fondamentale nella stabilità e nel sostegno della colonna vertebrale. Una zona lombare forte e flessibile può prevenire dolori e lesioni, migliorare la postura e ottimizzare le prestazioni complessive nel Pilates e altre attività quotidiane. In questa sezione, ci concentriamo su esercizi specifici progettati per rafforzare e proteggere la zona lombare, preparando il corpo per movimenti più intensi rivolti al torace e alle spalle, che saranno trattati nella sezione successiva.

Benefici degli Esercizi per la Zona Lombare nel Pilates

Rafforzare la zona lombare attraverso il Pilates offre numerosi benefici, tra cui una riduzione del rischio di lesioni alla schiena, un miglioramento della stabilità del core e un supporto migliore per il corpo durante le attività fisiche e quotidiane. Questi esercizi aiutano a mantenere la colonna vertebrale in una posizione neutra, prevenendo l'ipersollecitazione dei dischi spinali e promuovendo una distribuzione equa del carico attraverso il bacino e il tronco.

Esercizi Chiave per la Zona Lombare

- **Pelvic Tilts (Basculamenti del Bacino):** Sdraiati sulla schiena con le ginocchia piegate e i piedi piatti sul pavimento. Stringi i muscoli addominali e inclina il bacino verso il soffitto, appiattendo la parte bassa della schiena contro il pavimento. Mantieni per alcuni secondi, poi rilascia lentamente. Questo esercizio aiuta a mobilizzare la zona lombare e rafforza i muscoli addominali profondi.

- **Bird Dog (Cane uccello):** Inizia a quattro zampe con le mani sotto le spalle e le ginocchia sotto i fianchi. Estendi contemporaneamente il braccio destro e la gamba sinistra, mantenendo la schiena piatta e il core attivo. Torna alla posizione iniziale e ripeti con il lato opposto. Questo esercizio migliora la coordinazione e la forza nella zona lombare e nei muscoli del core.

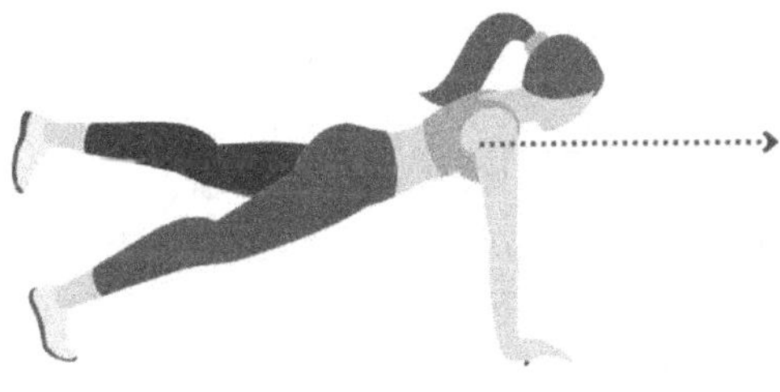

- **Bridging (Ponte):** Sdraiati sulla schiena con le ginocchia piegate. Solleva i fianchi verso il soffitto, stringendo i glutei e i muscoli lombari. Abbassa i fianchi senza toccare il pavimento e sollevali di nuovo. Questo movimento rinforza i muscoli lombari e dei glutei, supportando la colonna vertebrale.

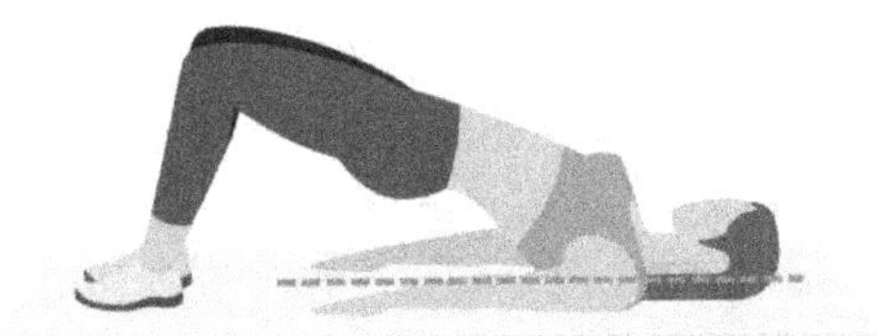

- **Single Leg Stretch:** Sdraiati sulla schiena con le ginocchia piegate verso il petto. Stendi una gamba in avanti, mantenendo la parte bassa della schiena premuta a terra. Alterna le gambe, simulando un movimento di pedalata. Questo esercizio lavora sia il core che la zona lombare, migliorando la flessibilità e la forza.

Integrazione nella Routine di Pilates

Per integrare efficacemente questi esercizi nella tua routine di Pilates, inizia con movimenti lenti e controllati, prestando attenzione a mantenere il core attivo e la colonna vertebrale in posizione neutra. Man mano che acquisisci forza e flessibilità, aumenta gradualmente il numero di ripetizioni e la complessità degli esercizi.

Precauzioni e Consigli

Quando esegui esercizi per la zona lombare, è essenziale evitare movimenti che causano dolore o scomodità. Ascolta il tuo corpo e adatta gli esercizi per soddisfare le tue capacità e i tuoi limiti. Se hai una storia di problemi alla schiena, consulta un medico o un fisioterapista prima di intraprendere nuovi esercizi.

Gli esercizi per la zona lombare sono cruciali per sviluppare una base solida nel Pilates e per proteggere la salute della tua schiena. Rafforzando questa area, potrai eseguire movimenti più avanzati con maggiore sicurezza e efficacia. Nella prossima sezione, esploreremo come esercizi simili possono essere applicati per snellire e rafforzare il torace e le spalle, completando il tuo allenamento per una forma fisica ottimale.

7.4 Esercizi per il Torace e le Spalle

La zona del torace e delle spalle gioca un ruolo cruciale non solo nel mantenere una buona postura, ma anche nell'assicurare la corretta esecuzione di molteplici movimenti nel Pilates e nelle attività quotidiane. Esercizi mirati possono significativamente migliorare la forza, la flessibilità e la resistenza di queste aree, contribuendo a una silhouette più snella e definita e a una riduzione del rischio di infortuni. In questa sezione, ci concentreremo sugli esercizi specifici per tonificare e rafforzare il torace e le spalle, preparando il corpo per i movimenti focalizzati sul core, che verranno trattati successivamente.

Benefici degli Esercizi per il Torace e le Spalle

L'allenamento di torace e spalle aiuta a stabilizzare le articolazioni superiori del corpo, supporta una respirazione ottimale e migliora la postura generale. Rinforzare questi gruppi muscolari non solo aumenta la capacità di sollevare oggetti pesanti con maggiore sicurezza, ma riduce anche il rischio di dolori cronici e infortuni dovuti a deboli muscoli della spalla.

Esercizi Fondamentali per il Torace e le Spalle

- **Chest Expansion (Espansione del Torace):** Parti da una posizione in piedi o seduti con la schiena dritta, tieni un elastico o una banda di resistenza dietro di te, tenuta con entrambe le mani. Muovi lentamente le braccia indietro e allarga il petto, mantenendo le spalle abbassate. Rilascia lentamente e ripeti. Questo esercizio aiuta a rafforzare i muscoli del torace e a migliorare la capacità polmonare.

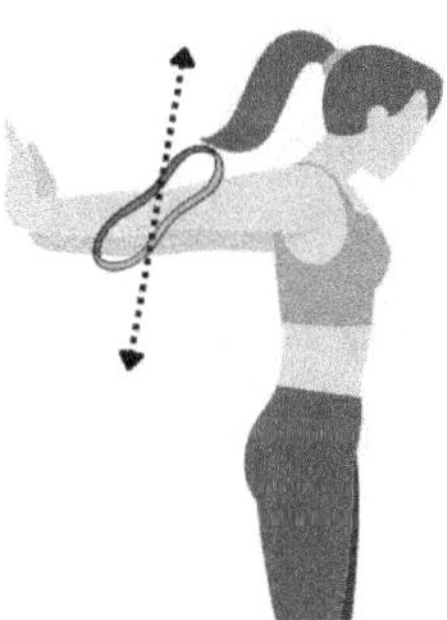

- **Shoulder Bridge with Arm Sweep (Ponte con Scorrimento Braccia):** Sdraiati sulla schiena con le ginocchia piegate e i piedi appiattiti sul pavimento. Solleva i fianchi verso il soffitto in un ponte e contemporaneamente porta un braccio sopra la testa in un movimento di scorrimento. Alternare le braccia con ogni ripetizione. Questo esercizio coinvolge sia il torace che le spalle, migliorando la stabilità del core.

- **Arm Circles in Plank (Cerchi con le Braccia in Plank):** In una posizione di plank, ruota un braccio in grandi cerchi per alcuni giri poi cambia braccio. Questo rinforza le spalle e il torace e aumenta la stabilità del core.

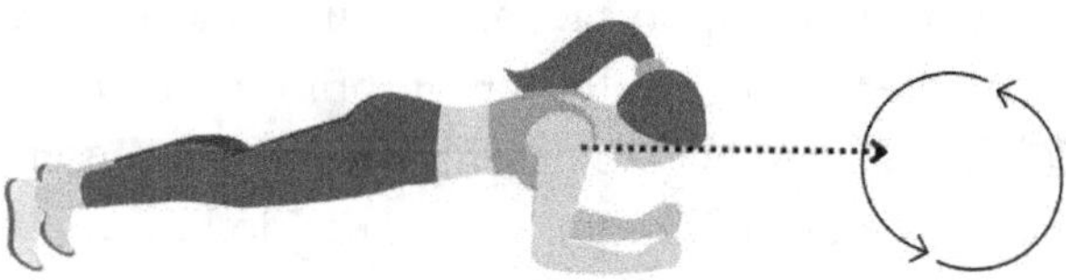

- **Pilates Push-ups (Flessioni Pilates):** Inizia con le mani e i piedi sul pavimento, corpo in una linea retta. Fai una flessione mantenendo i gomiti vicini ai fianchi per coinvolgere più intensamente il torace e le tricipiti. Questo esercizio non solo fortifica il torace ma anche le spalle e i tricipiti.

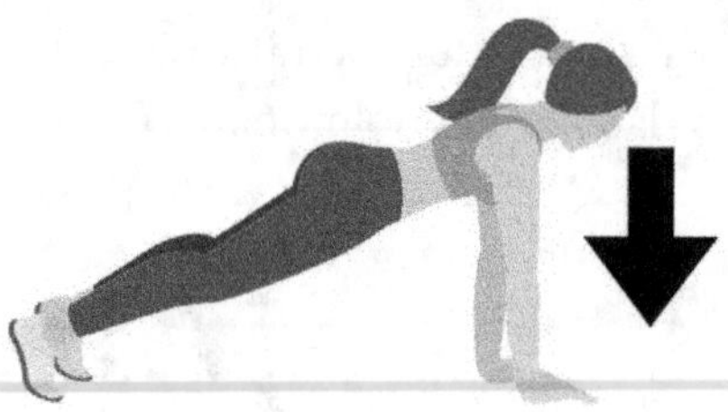

Integrare gli Esercizi nella Routine di Pilates

Per massimizzare i benefici, questi esercizi dovrebbero essere integrati regolarmente nella tua routine di Pilates. Comincia con un riscaldamento adeguato e termina con stretching adeguato per evitare tensioni muscolari. Aumenta gradualmente l'intensità e la complessità degli esercizi per continuare a sfidare i muscoli e migliorare la resistenza.

Consigli per Ottimizzare l'Efficacia

- Mantieni la concentrazione sulla forma e sulla tecnica per evitare infortuni e massimizzare i benefici di ogni esercizio.

- Usa la respirazione per guidare il movimento, inspirando nella preparazione e espirando nell'esecuzione dell'esercizio.

- Varia la routine per mantenere il corpo in uno stato di continua adattabilità e miglioramento.

L'allenamento mirato per il torace e le spalle è essenziale per un fisico equilibrato e forte nel contesto del Pilates. Questi esercizi migliorano non solo la forza e la flessibilità, ma anche la funzionalità e la salute generale delle articolazioni superiori. Il successivo passaggio nel tuo regime di Pilates si concentrerà sul rafforzamento del core, utilizzando la base creata con il lavoro su gambe, braccia, torace e spalle per costruire un centro solido e potente.

7.5 Esercizi per il Core

Il core è fondamentale per la stabilità e la forza generale del corpo, e il suo allenamento è un pilastro centrale del Pilates. Esercizi specifici per il core non solo aiutano a migliorare la postura e la flessibilità, ma aumentano anche la forza, aiutano a prevenire infortuni e migliorano la performance in tutte le attività fisiche. In questa sezione, esploreremo una serie di esercizi dedicati a rafforzare il core, fondamentali per preparare il corpo agli esercizi di Glute Bridges che verranno trattati nella prossima sezione.

Importanza degli Esercizi per il Core nel Pilates

Il core non comprende solo gli addominali, ma anche i muscoli lombari, i fianchi e i muscoli più profondi che stabilizzano la colonna vertebrale e il bacino. Un core forte è essenziale per mantenere il controllo del corpo durante gli esercizi, migliorare l'equilibrio e supportare la colonna vertebrale, riducendo il rischio di dolore e infortuni alla schiena.

Esercizi Fondamentali per il Core

- **The Plank:** Inizia in posizione prona, sollevati sulle avambracci e sulle punte dei piedi, mantenendo il corpo dritto come una tavola. Contrai gli addominali e mantieni la posizione per 30 secondi a 1 minuto. Questo esercizio fortifica tutto il core, migliorando la resistenza e la stabilità.

- **The Teaser:** Sdraiati sulla schiena con le braccia e le gambe estese (posizione iniziale). Solleva contemporaneamente braccia e gambe mentre ti alzi in posizione seduta, formando una V con il tuo corpo. Questo esercizio sfida tutti i muscoli del core e migliora la coordinazione e l'equilibrio.

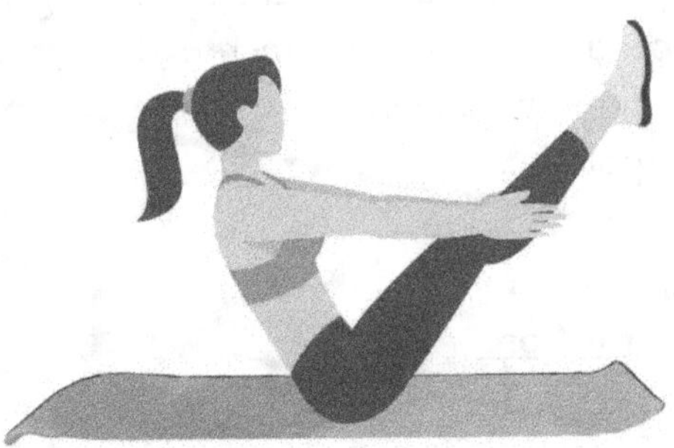

- **Leg Pull Front:** Inizia in una posizione di push-up con le mani sotto le spalle e i piedi distesi. Solleva una gamba verso il soffitto mantenendo il resto del corpo stabile. Ripeti con l'altra gamba. Questo esercizio rinforza il core e migliora la stabilità della parte inferiore del corpo.

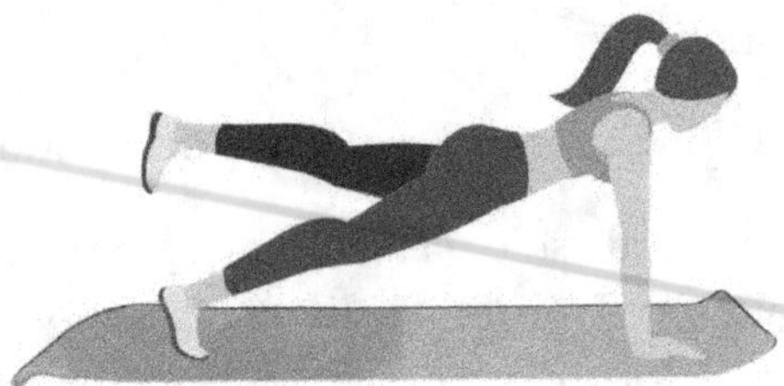

- **Criss-Cross:** Siediti sul tappetino con le mani dietro la testa e le ginocchia piegate in aria. Porta il gomito destro verso il ginocchio sinistro mentre estendi la gamba destra, poi alterna il lato. Questo esercizio tonifica gli addominali obliqui e migliora la flessibilità del tronco.

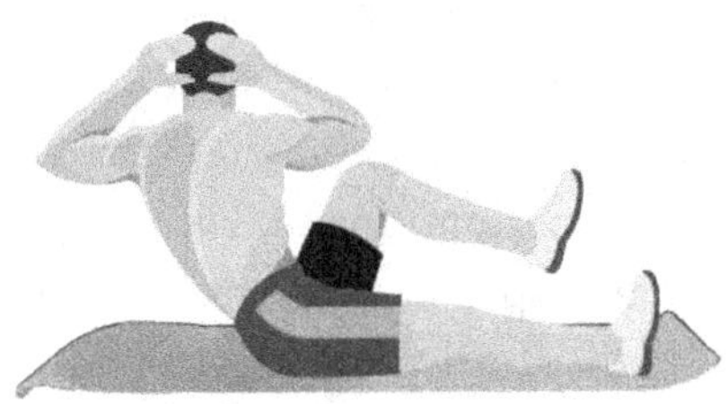

- **Scissors:** Sdraiato sulla schiena, solleva le gambe dritte verso il soffitto. Abbassa una gamba verso il pavimento senza toccarlo, poi cambia la gamba mantenendo il core attivo. Questo movimento rinforza gli addominali inferiori e aumenta la stabilità pelvica.

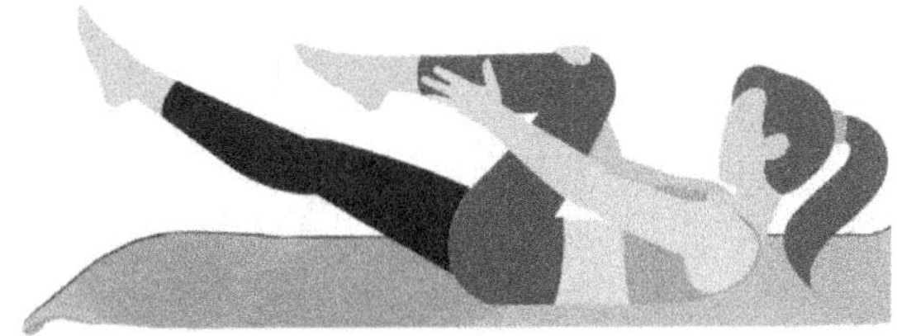

Integrare gli Esercizi nella Routine di Pilates

Per ottenere i migliori risultati, è importante integrare questi esercizi in una routine di Pilates che includa anche il lavoro su altre parti del corpo. Alterna gli esercizi per il core con quelli per altre aree per evitare sovraccarico e per mantenere il corpo equilibrato. Include sempre una fase di riscaldamento e di defaticamento per preparare il corpo all'attività fisica e per ridurre il rischio di infortuni.

Consigli per Massimizzare l'Efficacia

- Mantieni una respirazione regolare e controllata durante tutti gli esercizi per aiutare a stabilizzare ulteriormente il core.

- Assicurati di eseguire ogni movimento con precisione, focalizzandoti sulla qualità piuttosto che sulla quantità.

- Aumenta progressivamente la difficoltà degli esercizi man mano che il tuo core diventa più forte.

Gli esercizi per il core sono vitali per costruire una fondazione solida in Pilates e per il benessere generale. Non solo migliorano la performance atletica e la postura, ma aiutano anche a prevenire lesioni, facilitando l'esecuzione di movimenti quotidiani e attività fisiche. Il lavoro sul core prepara adeguatamente per movimenti che implicano una maggiore stabilità e forza, come i Glute Bridges, che verranno esplorati nella prossima sezione.

Capitolo 8: Esercizi Mirati per Modellare i Glutei

8.1 Glute Bridges

I Glute Bridges sono un esercizio fondamentale nel Pilates e in molte altre routine di fitness, mirati a rafforzare i glutei, i muscoli posteriori della coscia e la zona lombare. Questo esercizio non solo aiuta a migliorare la postura e la stabilità del core, ma contribuisce anche a ridurre il rischio di infortuni alla schiena, migliorando al contempo la forma e la forza delle gambe e del fondoschiena. Nella presente sezione, esploreremo come eseguire correttamente i Glute Bridges e come integrarli in una routine di Pilates, preparando il corpo per esercizi complementari come i Clamshells.

Benefici dei Glute Bridges

I Glute Bridges sono particolarmente efficaci per attivare i muscoli dei glutei, spesso trascurati nella vita quotidiana a causa delle lunghe ore passate seduti. Rafforzare questi muscoli è essenziale per mantenere l'equilibrio muscolare e supportare una gamma completa di movimenti, inclusa la camminata e la corsa. Inoltre, migliorano la mobilità dell'anca e contribuiscono alla stabilizzazione del core, elementi fondamentali per un'efficace performance fisica e una prevenzione efficace degli infortuni.

Come Eseguire i Glute Bridges

- **Posizione Iniziale:** Sdraiati sulla schiena con le ginocchia piegate e i piedi appiattiti sul pavimento, a larghezza dei fianchi. Le braccia dovrebbero riposare ai lati del corpo con i palmi verso il basso.

- **Movimento:** Stringi i glutei e solleva i fianchi verso il soffitto fino a formare una linea retta dalle spalle alle ginocchia. Assicurati che il core sia attivo e la schiena non si inarchi eccessivamente. Mantieni la posizione sollevata per qualche secondo, poi abbassa lentamente i fianchi al pavimento.

- **Respirazione:** Inspira mentre prepari il movimento, mantenendo i glutei rilassati. Espira mentre sollevi i fianchi, concentrandoti sull'attivazione dei glutei e mantenendo il core stabile.

Variazioni dei Glute Bridges

Per aumentare l'intensità o la complessità dell'esercizio, puoi introdurre variazioni ai Glute Bridges tradizionali:

- **Single-Leg Glute Bridge:** Solleva una gamba dal pavimento, estendendola verso il soffitto, e esegui il bridge mantenendo una sola gamba a terra. Questo aumenta l'intensità del lavoro sul gluteo della gamba di supporto e migliora l'equilibrio.

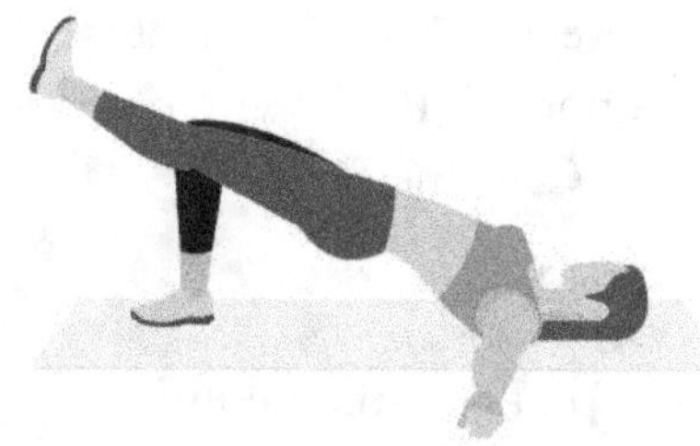

- **Glute Bridge con Peso:** Posiziona un peso, come un manubrio o un bilanciere, sul basso addome per aumentare la resistenza durante il sollevamento. Questo aggiunge un ulteriore stimolo per i muscoli glutei e lombari.

- **Glute Bridge Marcia:** Mentre sei nella posizione sollevata del bridge, solleva alternativamente ogni ginocchio verso il petto, simulando una marcia. Questa variante migliora la stabilità del core e la forza dell'anca.

Integrazione nella Routine di Pilates

Integrare i Glute Bridges nella tua routine di Pilates può aiutare a equilibrare il lavoro tra la parte anteriore e quella posteriore del corpo. Utilizza questo esercizio come parte del riscaldamento per attivare i glutei prima di passare a movimenti più complessi o come parte della fase di defaticamento per garantire che i muscoli posteriori siano ben lavorati.

Collegamento ai Clamshells

Dopo aver rafforzato i glutei e la zona lombare con i Glute Bridges, passare ai Clamshells è un modo efficace per continuare a lavorare sulla mobilità dell'anca e sulla stabilizzazione laterale del core. I Clamshells complementano i Glute Bridges concentrando l'attività sui muscoli glutei medi e minimi, cruciali per la stabilità pelvica.

I Glute Bridges sono un esercizio eccellente per chiunque desideri rafforzare i glutei e migliorare la postura. Integrando questi esercizi nella tua pratica di Pilates, potrai costruire una base solida che supporti movimenti più avanzati e prevenga gli infortuni, preparando il corpo per sfide maggiori come quelle proposte dai Clamshells nel prossimo segmento.

8.2 Fire Hydrants

Gli esercizi Fire Hydrants, conosciuti anche come "idranti antincendio", sono una parte importante del Pilates e del fitness funzionale per migliorare la mobilità dell'anca, rafforzare i glutei e stabilizzare il core. Questi esercizi non solo aumentano la forza laterale e la resistenza dei muscoli delle gambe, ma migliorano anche la coordinazione e aiutano a mantenere una postura corretta. In questa sezione, esploreremo come eseguire correttamente i Fire Hydrants e come possono essere integrati in una routine di Pilates, facendo da ponte per preparare al successivo esercizio, i Donkey Kicks.

Benefici dei Fire Hydrants

L'esecuzione regolare dei Fire Hydrants offre numerosi benefici, tra cui:

- **Rafforzamento dei Glutei:** Questi esercizi si concentrano sul gluteo medio e minore, due muscoli cruciali per la stabilità dell'anca.

- **Miglioramento della Mobilità dell'Anca:** Incrementano il range di movimento dell'anca, favorendo movimenti più fluidi e sicuri durante attività quotidiane e sportive.

- **Prevenzione delle Lesioni:** Rafforzando i muscoli attorno all'anca, i Fire Hydrants possono ridurre il rischio di infortuni agli arti inferiori e alla schiena.

- **Supporto alla Postura Corretta:** Aiutano a correggere e mantenere una buona postura attraverso il rinforzo dei muscoli stabilizzatori del core e delle gambe.

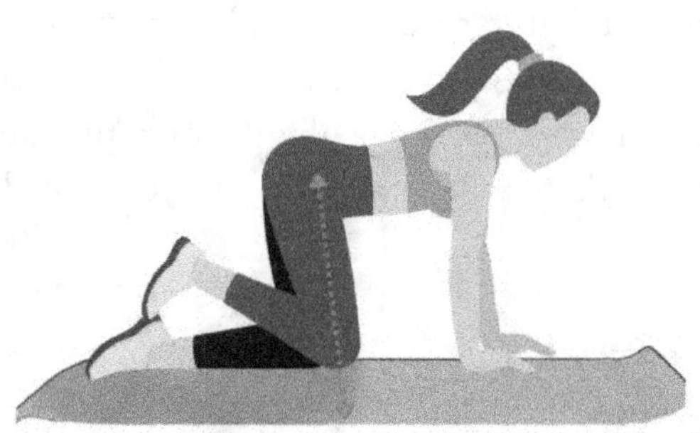

Come Eseguire i Fire Hydrants

Per eseguire correttamente un Fire Hydrant, segui questi passaggi:

- **Posizione Iniziale:** Inizia a quattro zampe con le mani posizionate direttamente sotto le spalle e le ginocchia sotto i fianchi. Mantieni la schiena in una posizione neutra e il core attivato.

- **Movimento:** Solleva una gamba dal pavimento, mantenendo il ginocchio piegato a 90 gradi. Apri la gamba verso il lato come se stessi aprendo un cancello, poi riporta la gamba nella posizione di partenza. Assicurati di mantenere il movimento controllato, concentrando l'azione sui muscoli dell'anca e del gluteo senza ruotare il bacino o la schiena.

- **Respirazione:** Inspira mentre prepari il movimento e espira mentre sollevi la gamba, utilizzando l'espirazione per aiutare a stabilizzare ulteriormente il core.

Variazioni dei Fire Hydrants

Per aumentare l'intensità e la complessità dell'esercizio, considera queste varianti:

- **Fire Hydrant con Resistenza:** Aggiungi una banda elastica intorno alle cosce per aumentare la resistenza durante il movimento. Questo intensifica l'attivazione muscolare e accelera il miglioramento della forza.

- **Fire Hydrant con Estensione della Gamba:** Dopo aver sollevato la gamba, estendila completamente al lato prima di piegarla di nuovo e riportarla alla posizione di partenza. Questa variante aumenta il lavoro sui muscoli del gluteo e migliora la coordinazione.

Integrare i Fire Hydrants nella Routine di Pilates

I Fire Hydrants possono essere integrati come parte del riscaldamento per preparare l'anca ai movimenti più intensi, o inseriti come parte dell'allenamento principale per un focus specifico sui glutei e sul core. Sono particolarmente utili in combinazione con esercizi che richiedono stabilità dell'anca e del core, come i Donkey Kicks.

Collegamento ai Donkey Kicks

Dopo aver rinforzato e mobilizzato l'anca con i Fire Hydrants, passare ai Donkey Kicks è un passaggio naturale. I Donkey Kicks, che verranno esplorati nella prossima sezione, si concentrano sull'estensione dell'anca e sul rafforzamento ulteriore dei glutei, costruendo sulla base stabilita dai Fire Hydrants per un allenamento completo delle regioni lombari e gluteali.

I Fire Hydrants sono un esercizio eccellente per chiunque desideri migliorare la forza e la mobilità dell'anca. Implementando regolarmente questi esercizi nella tua pratica di Pilates, puoi migliorare significativamente la funzionalità del corpo e prepararti efficacemente per movimenti più avanzati e specifici, come i Donkey Kicks.

8.3 Donkey Kicks

I Donkey Kicks, o calci del mulo, sono un esercizio popolare nel Pilates e altri programmi di fitness per rafforzare e tonificare i glutei e la parte posteriore delle cosce. Questo esercizio è noto per la sua efficacia nel migliorare la forma e la forza dei glutei, supportando una migliore postura e aumentando la stabilità pelvica. In questa sezione, esploreremo come eseguire correttamente i Donkey Kicks, i loro benefici e come integrarli in una routine di Pilates, preparando il corpo per movimenti successivi come i Lunges per i Glutei.

Benefici dei Donkey Kicks

I Donkey Kicks sono particolarmente efficaci per:

- **Rafforzare i Glutei:** Questi esercizi isolano e attivano i muscoli glutei, essenziali per la stabilità dell'anca e la postura corretta.

- **Migliorare la Mobilità dell'Anca:** Incrementano la flessibilità e la gamma di movimento dell'anca, facilitando movimenti più fluidi e sicuri durante attività quotidiane e sportive.

- **Prevenzione delle Lesioni:** Rinforzando i muscoli attorno all'anca e al core, i Donkey Kicks possono ridurre il rischio di infortuni agli arti inferiori e alla schiena bassa.

- **Supporto alla Postura Corretta:** Contribuiscono a correggere e mantenere una buona postura attraverso il rafforzamento dei muscoli stabilizzatori del core e delle gambe.

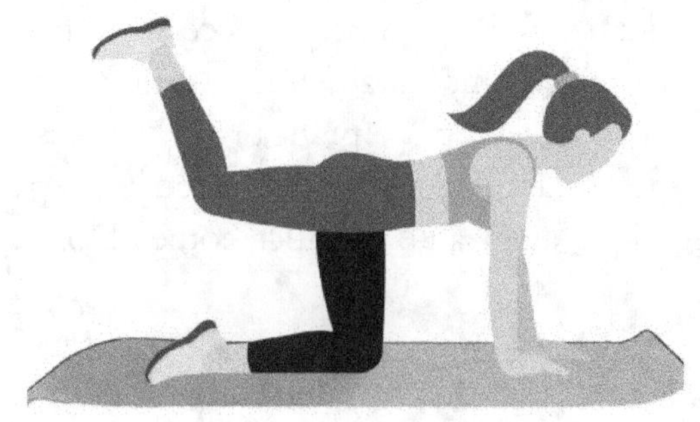

98

Come Eseguire i Donkey Kicks

Per eseguire correttamente un Donkey Kick, segui questi passaggi:

- **Posizione Iniziale:** Inizia a quattro zampe con le mani posizionate direttamente sotto le spalle e le ginocchia sotto i fianchi. Mantieni la schiena in una posizione neutra e il core attivato.

- **Movimento:** Solleva una gamba dal pavimento, mantenendo il ginocchio piegato a 90 gradi. Spingi il tallone verso il soffitto come se volessi imprimere un'impronta sul soffitto. Assicurati di mantenere il bacino stabile e di non inarcare la schiena durante il movimento.

- **Respirazione:** Inspira mentre prepari il movimento e espira mentre sollevi la gamba, utilizzando l'espirazione per aiutare a stabilizzare ulteriormente il core.

Variazioni dei Donkey Kicks

Per aumentare l'intensità e la complessità dell'esercizio, considera queste varianti:

- **Donkey Kick con Resistenza:** Aggiungi una banda elastica intorno alla caviglia sollevata per aumentare la resistenza durante il movimento. Questo intensifica l'attivazione muscolare e accelera il miglioramento della forza.

- **Donkey Kick Pulses:** Una volta raggiunta la posizione sollevata, esegui piccole pulsazioni verso l'alto per alcuni secondi prima di riportare la gamba nella posizione di partenza. Questa variante aumenta l'intensità del lavoro sui muscoli glutei.

Integrare i Donkey Kicks nella Routine di Pilates

I Donkey Kicks possono essere integrati come parte del riscaldamento per attivare i glutei o inseriti come parte dell'allenamento principale per un focus specifico sui glutei e sul core. Combinarli con esercizi che richiedono stabilità dell'anca e del core, come i clamshells e i fire hydrants, crea un allenamento completo per i muscoli dell'anca.

Preparazione ai Lunges per i Glutei

Dopo aver rafforzato e stabilizzato i glutei con i Donkey Kicks, passare ai Lunges per i Glutei è un passaggio naturale. Questi ultimi costruiranno sulla base stabilita per un allenamento ancora più completo delle gambe, concentrandosi su movimenti che coinvolgono una gamma di movimento più ampia e diversi gruppi muscolari.

I Donkey Kicks sono un esercizio eccellente per chiunque desideri migliorare la forza e la forma dei glutei. Implementando regolarmente questi esercizi nella tua pratica di Pilates, puoi migliorare significativamente la funzionalità del corpo e prepararti efficacemente per movimenti più avanzati e specifici, come i Lunges per i Glutei, che esploreremo nella prossima sezione.

8.4 Lunges per i Glutei

I Lunges per i glutei sono un esercizio dinamico e potente che mira a rafforzare e tonificare i muscoli dei glutei, oltre a migliorare l'equilibrio, la coordinazione e la stabilità generale del corpo. Considerati una componente fondamentale in molte routine di fitness, inclusi i programmi di Pilates, i lunges non solo lavorano intensamente i glutei, ma coinvolgono anche i muscoli delle gambe e del core. In questa sezione, esploreremo come eseguire correttamente i lunges per i glutei e come integrarli in una sequenza di Pilates che facilita la transizione verso esercizi di core più intensi, come i crunches e le loro varianti.

Benefici dei Lunges per i Glutei

I lunges sono particolarmente efficaci per:

- **Rafforzamento e tonificazione dei glutei e delle gambe:** Concentriamoci direttamente sui glutei, i quadricipiti e gli ischio crurali, fornendo un allenamento intensivo che può migliorare sia la forza che la forma.

- **Miglioramento della flessibilità dell'anca:** Aiutano a migliorare la mobilità articolare, particolarmente nelle anche, essenziale per un'ampia gamma di attività quotidiane e sportive.

- **Aumento dell'equilibrio e della coordinazione:** Richiedono e sviluppano l'equilibrio e la coordinazione, migliorando la stabilità del core e la funzionalità generale del corpo.

- **Prevenzione delle lesioni:** Fortificando i muscoli e le articolazioni intorno alle anche e al core, i lunges possono aiutare a prevenire lesioni durante altre attività fisiche.

Come Eseguire i Lunges per i Glutei

Per eseguire correttamente i lunges per i glutei, segui questi passaggi:

- **Posizione Iniziale:** Inizia in piedi, con i piedi uniti e il corpo eretto.

- **Movimento:** Fai un passo avanti con una gamba, piegando il ginocchio anteriore a circa 90 gradi, mentre il ginocchio posteriore si abbassa verso il pavimento. Assicurati che il ginocchio anteriore non superi la punta del piede e che il corpo rimanga eretto e bilanciato.

- **Ritorno:** Spingi con il piede anteriore per tornare alla posizione iniziale. Ripeti con l'altra gamba.

- **Respirazione:** Inspira mentre scendi in lunge e espira mentre ti spingi indietro alla posizione di partenza.

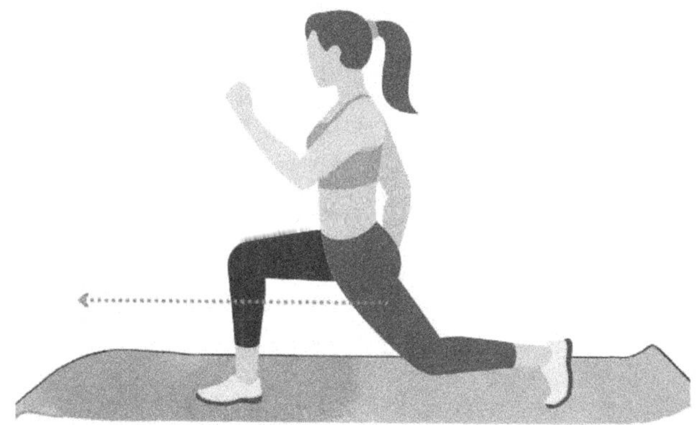

**Mantieni il busto dritto
la gamba dientra va completamente stesa**

Variazioni dei Lunges per i Glutei

Per aumentare la sfida o variare l'esercizio, considera le seguenti varianti:

- **Lunges Laterali:** Invece di fare un passo in avanti, fai un passo da un lato. Questo non solo coinvolge i glutei in modo diverso, ma lavora anche i muscoli adduttori e abduttori delle gambe.

- **Lunges con Salto:** Aggiungi un salto mentre cambi la gamba in avanti, aumentando così l'intensità e migliorando la potenza esplosiva e l'agilità.

- **Lunges con Torso:** Aggiungi una rotazione del torace mentre sei in posizione di lunge, per coinvolgere ulteriormente i muscoli del core e migliorare la flessibilità del tronco.

Integrare i Lunges nella Routine di Pilates

Integrare i lunges nella tua routine di Pilates può aiutare a creare un allenamento bilanciato che prepara il corpo per esercizi che richiedono stabilità, forza e coordinazione. I lunges possono essere particolarmente utili come transizione nei workout che si concentrano maggiormente sul core, preparando i muscoli per mantenere la stabilità sotto sforzo.

Capitolo 9: Esercizi Mirati per Scolpire l'Addome

9.1 Crunches e Varianti

I crunches sono uno degli esercizi più popolari per il rafforzamento dei muscoli addominali. Sono un componente essenziale in molte routine di fitness, inclusi i programmi di Pilates, dove sono spesso utilizzati per tonificare il core e migliorare la postura. Questa sezione esplorerà diverse varianti dei crunches, ognuna progettata per concentrarsi su specifiche aree degli addominali, preparando il corpo per i successivi esercizi di rafforzamento del core, come i Leg Raises.

Benefici dei Crunches

L'efficacia dei crunches risiede nella loro capacità di isolare e rafforzare i muscoli addominali, contribuendo a:

- **Migliorare la Stabilità del Core:** Un core forte è essenziale per la stabilità generale del corpo e per una migliore esecuzione di tutti i tipi di attività fisica.

- **Supportare la Salute della Schiena:** Rinforzando gli addominali, i crunches aiutano a proteggere la colonna vertebrale e a prevenire il mal di schiena.

- **Aumentare la Flessibilità:** I movimenti ripetuti dei crunches possono anche migliorare la flessibilità del tronco.

- **Definizione Muscolare:** Sono efficaci per sviluppare e definire il "six-pack", migliorando l'aspetto estetico dell'addome.

Varianti dei Crunches

Ecco alcune varianti efficaci dei crunches che possono essere integrate in una routine di Pilates:

- **Crunch Tradizionale:** Sdraiati sulla schiena con le ginocchia piegate e i piedi piatti sul pavimento. Posiziona le mani dietro la testa o incrociate sul petto. Solleva lentamente la parte superiore del corpo verso le ginocchia, espirando mentre sali e mantenendo il collo rilassato. Ritorna lentamente alla posizione iniziale.

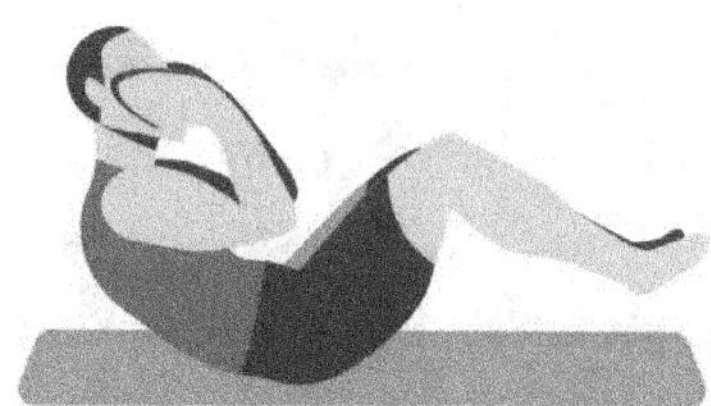

- **Bicycle Crunches:** Sdraiati sulla schiena, posiziona le mani dietro la testa. Solleva le ginocchia verso il petto e solleva la parte superiore del corpo. Porta il gomito destro verso il ginocchio sinistro mentre estendi l'altra gamba, poi alterna il lato, simulando un movimento di pedalata. Questo esercizio coinvolge sia gli addominali obliqui sia quelli trasversali.

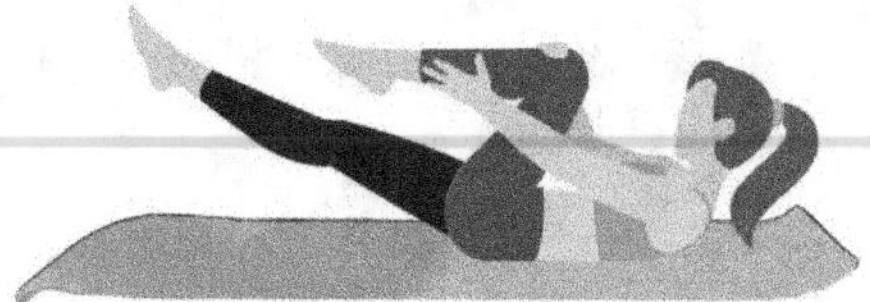

- **Reverse Crunches:** Sdraiati sulla schiena, solleva le gambe perpendicolari al pavimento. Contrai gli addominali e solleva le anche dal pavimento, portando le ginocchia verso il petto. Questa variante pone maggiore enfasi sugli addominali inferiori.

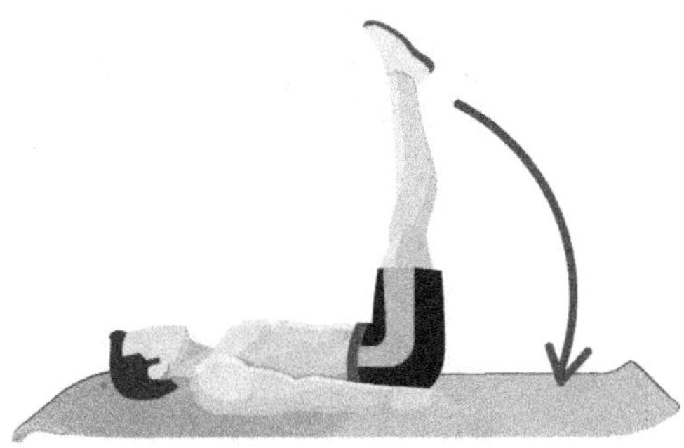

- **Crunch con Palla Medica:** Tieni una palla medica con entrambe le mani sopra il petto mentre esegui un crunch tradizionale. La resistenza aggiunta della palla medica aumenta l'intensità dell'esercizio.

Integrazione nella Routine di Pilates

I crunches possono essere incorporati all'inizio della sessione come parte del riscaldamento del core o alla fine come enfasi sull'allenamento addominale. Alternare le varianti nei diversi giorni di allenamento può aiutare a mantenere i muscoli stimolati e migliorare la resistenza e la forza complessiva.

Consigli per Massimizzare l'Efficacia

- Mantieni una respirazione controllata, espirando mentre sollevi il torso e inspirando durante il ritorno alla posizione iniziale.

- Concentrati sulla qualità del movimento piuttosto che sulla quantità, assicurandoti che ogni ripetizione sia eseguita con forma corretta e completa attivazione muscolare.

- Evita di tirare il collo o la testa con le mani per prevenire tensioni non necessarie.

Preparazione ai Leg Raises

Dopo aver rafforzato e attivato adeguatamente gli addominali con i crunches, passare ai Leg Raises è un passaggio logico. Questo esercizio successivo si concentra ulteriormente sui muscoli addominali inferiori e sui flessori dell'anca, costruendo sulla fondazione stabilita dai crunches per un allenamento del core ancora più intensivo.

I crunches e le loro varianti sono strumenti potenti per sviluppare la forza del core. Integrando questi esercizi nella tua routine di Pilates, potrai non solo migliorare la tua forza e stabilità ma anche prepararti efficacemente per movimenti core-focused più avanzati come i Leg Raises, che esploreremo nella prossima sezione.

9.2 Leg Raises

Leg Raises sono un esercizio efficace e versatile per rinforzare i muscoli addominali inferiori e i flessori dell'anca. Sono particolarmente utili nel Pilates e altri regimi di fitness per migliorare la forza del core, la stabilità e la salute complessiva della colonna vertebrale. Nella presente sezione, approfondiremo i vari modi per eseguire i Leg Raises, i loro benefici, e come possono essere integrati in una routine di Pilates che prepara il corpo per variazioni di Plank, trattate nella prossima sezione.

Benefici dei Leg Raises

Questo esercizio offre diversi benefici chiave, tra cui:

- **Rafforzamento del Core Inferiore:** I Leg Raises mirano specificamente agli addominali inferiori, una zona che può essere difficile da isolare con altri esercizi.

- **Miglioramento della Flessibilità dei Flessori dell'Anca:** Contribuiscono ad aumentare la gamma di movimento e la flessibilità dei flessori dell'anca, migliorando la postura e riducendo il rischio di infortuni alla schiena bassa.

- **Prevenzione delle Lesioni:** Fortificando il core e migliorando la stabilità, i Leg Raises aiutano a proteggere la colonna vertebrale durante attività quotidiane e sportive.

- **Potenziamento della Resistenza:** L'incremento della resistenza muscolare addominale permette di eseguire movimenti più complessi e di resistere a sforzi prolungati.

Come Eseguire i Leg Raises

Per ottenere il massimo beneficio da questo esercizio, è importante eseguirlo correttamente:

- **Posizione Iniziale:** Sdraiati sulla schiena su un tappetino, con le gambe dritte e unite, e le braccia posizionate lungo i fianchi o sotto i glutei per un supporto extra alla schiena bassa.

- **Movimento:** Solleva lentamente le gambe verso il soffitto fino a che non sono perpendicolari al pavimento. Mantieni la contrazione degli addominali e assicurati che la schiena rimanga premuta contro il tappetino. Abbassa lentamente le gambe senza toccare il pavimento e ripeti il movimento.

- **Respirazione:** Inspira mentre abbassi le gambe e espira mentre le sollevi, utilizzando il fiato per aiutare a stabilizzare il core.

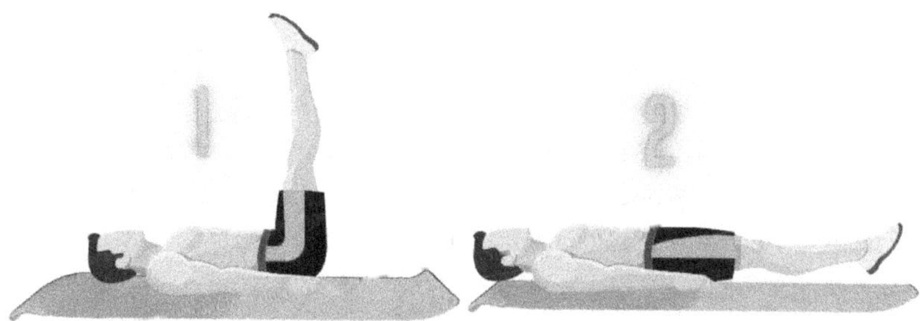

Varianti dei Leg Raises

Per aumentare l'intensità o modificare l'esercizio, considera le seguenti varianti:

- **Hanging Leg Raises:** Appenditi a una sbarra con le mani e solleva le gambe dritte davanti a te. Questa variante aumenta significativamente l'intensità, focalizzandosi sui muscoli addominali e sui flessori dell'anca.

- **Alternate Leg Raises:** Solleva una gamba alla volta, alternando tra destra e sinistra. Questo aggiunge un elemento di controllo e bilanciamento, sfidando ulteriormente il core.

- **Leg Raises con Palla Medica:** Tieni una palla medica tra le caviglie mentre sollevi le gambe. Questo aumenta la resistenza e l'intensità dell'esercizio.

Integrare i Leg Raises nella Routine di Pilates

Incorpora i Leg Raises nella tua routine di Pilates come parte di un allenamento mirato al core. Questi possono essere eseguiti dopo un riscaldamento o come parte di una sessione più intensiva focalizzata sulla forza addominale.

Collegamento alle Variazioni di Plank

Dopo aver rinforzato gli addominali inferiori con i Leg Raises, passare a variazioni di Plank è un naturale progresso. Le variazioni di Plank utilizzano la forza e la stabilità sviluppate attraverso i Leg Raises per migliorare ulteriormente la resistenza del core, preparando il corpo per esercizi ancora più sfidanti.

I Leg Raises sono un componente essenziale per rafforzare il core inferiore e migliorare la salute generale della colonna vertebrale. Integrando questi esercizi nella tua routine di Pilates, potrai costruire una base solida che ti permetterà di affrontare movimenti più avanzati e intensivi, come le varie forme di Plank che esploreremo nella prossima sezione.

9.3 Plank Variations

La plank è un esercizio fondamentale nel Pilates e in altri regimi di fitness che mira a rafforzare il core, migliorare la postura e aumentare la stabilità generale. Diverse varianti di plank possono aiutare a rinforzare diversi gruppi muscolari, rendendo l'esercizio più stimolante e benefico. In questa sezione, esploreremo alcune delle varianti più efficaci di plank, il loro impatto sul corpo e come preparano per esercizi successivi come gli Oblique Twists.

Benefici delle Plank Variations

Le variazioni di plank offrono numerosi benefici, tra cui:

- **Rafforzamento del Core Completo:** Oltre agli addominali, le plank variazioni coinvolgono i muscoli della schiena, delle spalle, del petto e persino delle gambe.

- **Aumento della Resistenza Muscolare:** La capacità di mantenere una posizione di plank per periodi prolungati migliora la resistenza muscolare, beneficiando prestazioni sportive e attività quotidiane.

- **Miglioramento della Postura e Riduzione del Dolore:** Un core forte supporta una postura corretta, che può ridurre il dolore e il disagio nella schiena bassa.

- **Flessibilità e Stabilità Aumentate:** Mantenere l'equilibrio in varie posizioni di plank migliora la stabilità e la flessibilità, soprattutto nelle spalle e nell'anca.

Varianti di Plank Comuni

Esploriamo alcune delle varianti più popolari e come eseguirle correttamente:

- **Plank Laterale:** Sposta il peso su un braccio, ruotando il corpo in modo che un fianco sia rivolto verso il pavimento e l'altro verso il soffitto. Solleva l'altro braccio verticalmente o posizionalo lungo il corpo per più stabilità. Questa variante focalizza il lavoro sugli obliqui e sulla parte laterale del core.

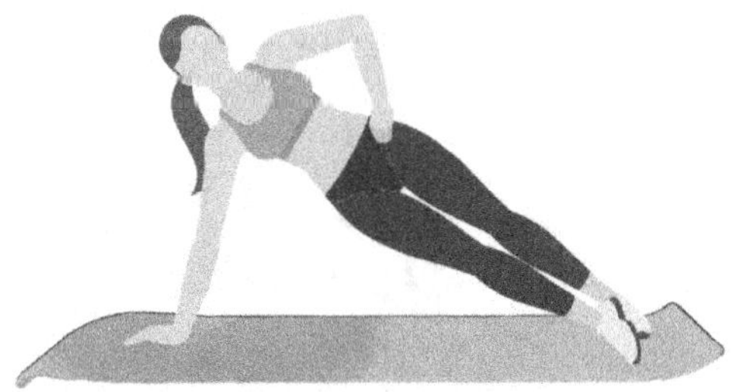

- **Plank su Braccia Estese:** Invece di appoggiarti sui gomiti, estendi completamente le braccia, come se stessi facendo una push-up. Questo aumenta l'intensità, lavorando di più le spalle e il petto.

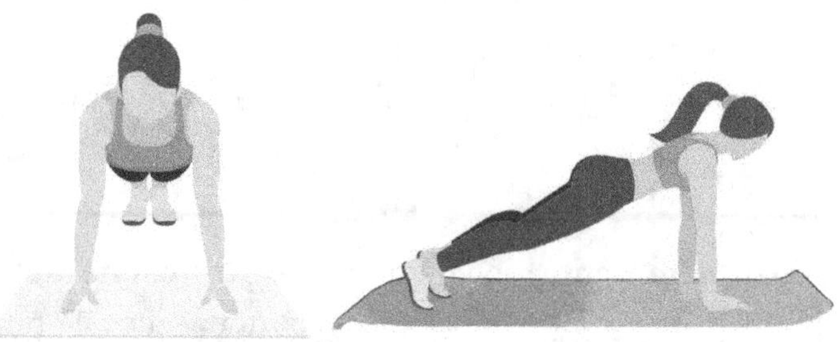

- **Plank con Sollevamento di una Gamba:** Mentre sei in una posizione di plank standard, solleva una gamba da terra, mantenendola dritta e allineata con il tuo corpo. Questo aggiunge un ulteriore livello di sfida all'equilibrio e alla forza del core.

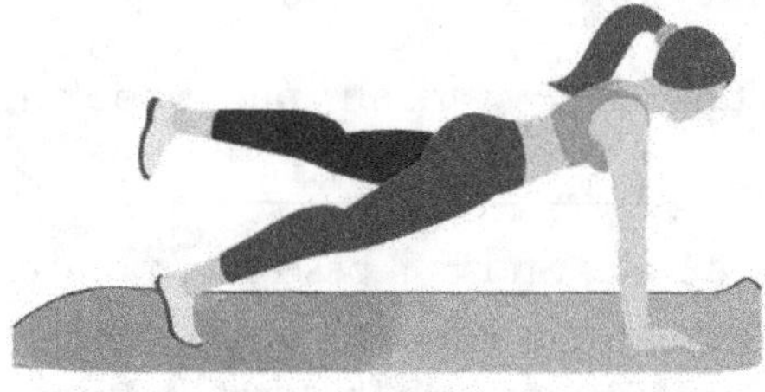

- **Plank Dinamico:** Da una posizione di plank su gomiti, spingi verso l'alto in una posizione di push-up estendendo le braccia, poi torna giù. Questo movimento dinamico aumenta la resistenza e la forza nel core e nelle braccia.

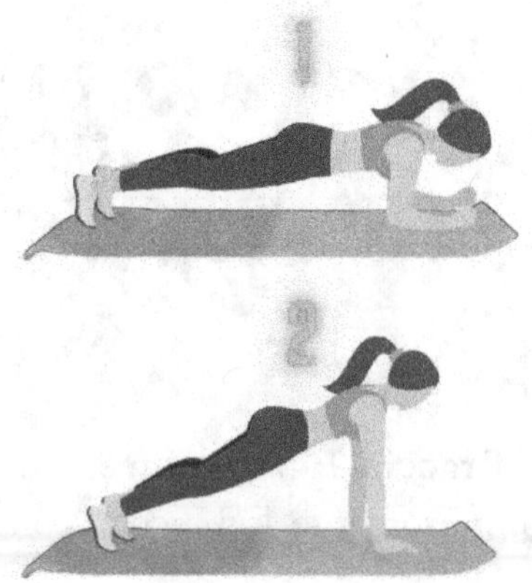

Integrazione nelle Routine di Pilates

Le variazioni di plank possono essere integrate in diverse parti della sessione di Pilates. Utilizzale durante il riscaldamento per attivare il core, inseriscile come parte principale dell'allenamento per massimizzare la forza del core, o usale nel defaticamento per stabilizzare e rafforzare ulteriormente i muscoli dopo altri esercizi.

Preparazione agli Oblique Twists

Dopo aver rafforzato il core con varie plank, il passaggio a esercizi che coinvolgono una rotazione del torso, come gli Oblique Twists, sarà più efficace. Gli Oblique Twists richiedono una base solida di forza e stabilità del core, che le plank aiutano a costruire, permettendo un movimento più controllato e potente.

Integrare variazioni di plank nella tua routine di Pilates non solo aumenta la forza del core, ma migliora anche la capacità di eseguire esercizi più complessi. Questi benefici sono fondamentali per passare a movimenti che richiedono più controllo e precisione, come gli Oblique Twists, che esploreremo nella prossima sezione, aumentando la complessità dell'allenamento e massimizzando i risultati complessivi.

9.4 Oblique Twists

Gli Oblique Twists, conosciuti anche come Russian Twists, sono un esercizio eccellente per allenare i muscoli obliqui e migliorare la rotazione del torso. Questo movimento non solo aumenta la forza del core, ma migliora anche la mobilità e la stabilità, essenziali per attività quotidiane e prestazioni sportive. Questa sezione illustrerà i benefici degli Oblique Twists, come eseguirli correttamente, e la loro integrazione in una routine di Pilates per preparare il corpo per esercizi successivi come il Hollow Hold.

Benefici degli Oblique Twists

Gli Oblique Twists offrono numerosi vantaggi per la salute fisica e la performance atletica:

- **Rafforzamento del Core:** Questi esercizi rinforzano in modo significativo i muscoli obliqui, che sono cruciali per la rotazione del tronco e il supporto complessivo del core.

- **Miglioramento della Postura e della Mobilità:** Fortificando i muscoli intorno alla colonna vertebrale, gli Oblique Twists aiutano a mantenere una postura corretta e a prevenire il mal di schiena.

- **Aumento della Flessibilità del Torso:** La rotazione controllata aumenta la flessibilità, consentendo movimenti più fluidi e una gamma di movimento più ampia.

- **Prevenzione delle Lesioni:** Un core forte è fondamentale per proteggere la colonna vertebrale durante attività che richiedono sollevamento di carichi o movimenti bruschi.

Come Eseguire gli Oblique Twists

Per eseguire correttamente gli Oblique Twists, segui questi passaggi:

- **Posizione Iniziale:** Siediti sul tappetino con le ginocchia piegate e i piedi piatti sul pavimento. Reclina leggermente il busto all'indietro, mantenendo la schiena dritta.

- **Movimento:** Intreccia le mani davanti a te o tieni un peso leggero. Ruota il busto da un lato all'altro, assicurandoti di muovere l'intera parte superiore del corpo, non solo le braccia.

- **Respirazione:** Espira mentre ruoti da un lato e inspira mentre torni al centro. Mantieni il core attivo per stabilizzare il movimento.

Variazioni degli Oblique Twists

Per aumentare l'intensità o modificare l'esercizio, considera le seguenti varianti:

- **Oblique Twists con Palla Medica:** Tieni una palla medica o un altro peso per aumentare la resistenza, migliorando la forza e la resistenza dei muscoli obliqui.

- **Oblique Twists Elevati:** Solleva i piedi da terra mentre esegui il twist per aggiungere un elemento di sfida alla stabilità del core.

Integrare gli Oblique Twists nella Routine di Pilates

Includi gli Oblique Twists come parte di un circuito di core o alla fine della sessione per massimizzare la fatica muscolare e migliorare la resistenza. Questi esercizi sono particolarmente utili per preparare il corpo per movimenti che richiedono una rotazione del torso e una forte stabilizzazione del core.

Preparazione al Hollow Hold

Dopo aver rinforzato e mobilizzato gli obliqui con gli Oblique Twists, il passaggio al Hollow Hold sarà più efficace. Il Hollow Hold richiede una forte stabilizzazione del core e la capacità di mantenere la tensione attraverso un range esteso di muscoli del core, costruendo sulla base stabilita dagli Oblique Twists per un allenamento del core ancora più intensivo.

Gli Oblique Twists sono un esercizio versatile e potente che migliora la funzionalità del core, la flessibilità e la forza. Integrando questi esercizi nella tua pratica di Pilates, non solo svilupperai una maggiore forza muscolare e stabilità ma sarai anche ben preparato per affrontare sfide fisiche più avanzate come il Hollow Hold, descritto nella prossima sezione.

9.5 Hollow Hold

Il Hollow Hold è un esercizio di stabilizzazione del core che mette alla prova la forza e la resistenza dei muscoli addominali. Questa posizione, derivata dalla ginnastica, è rinomata per la sua efficacia nell'intensificare la tensione muscolare addominale senza movimenti complessi o equipaggiamento. Nella presente sezione, esamineremo come eseguire correttamente il Hollow Hold, i benefici che apporta al core, e come questo esercizio prepara il corpo per ulteriori sfide, come mantenere la traccia dei progressi, trattati nella prossima sezione.

Benefici del Hollow Hold

Il Hollow Hold offre diversi benefici essenziali, tra cui:

- **Rafforzamento Intensivo del Core:** Questo esercizio targettizza i muscoli addominali profondi, migliorando la forza generale del core, necessaria per una vasta gamma di movimenti e attività.

- **Miglioramento della Postura:** Un core forte è vitale per sostenere una postura corretta, che riduce lo stress sulla colonna vertebrale e migliora l'equilibrio.

- **Incremento della Resistenza Muscolare:** Mantenere la posizione di Hollow Hold costruisce resistenza nei muscoli del core, fondamentale per performance atletiche e attività quotidiane.

- **Prevenzione di Infortuni:** Fortificando il core, si minimizza il rischio di infortuni, specialmente nella parte bassa della schiena.

Come Eseguire il Hollow Hold

Per eseguire correttamente un Hollow Hold, segui questi passaggi:

- **Posizione Iniziale:** Sdraiati sulla schiena su un tappetino. Porta le braccia sopra la testa e stendi completamente le gambe.

- **Movimento:** Solleva le spalle e le gambe da terra, mantenendo la bassa schiena a contatto con il tappetino. Le braccia dovrebbero essere tese e parallele al pavimento, e le gambe leggermente sollevate mantenendo una posizione "cava" del tuo torso.

- **Respirazione:** Mantieni respirazioni calme e controllate mentre tieni la posizione. Concentrati sul mantenere i muscoli del core attivi e la schiena bassa pressata a terra.

- **Durata:** Inizia mantenendo la posizione per 10-20 secondi e aumenta gradualmente la durata man mano che la tua resistenza migliora.

Variazioni del Hollow Hold

- **Hollow Hold con Movimento di Gambe:** Per aggiungere un ulteriore livello di difficoltà, esegui piccoli battiti di gambe verticali mentre mantieni la posizione.

- **Hollow Hold con Palla Medica:** Tieni una palla medica tra le mani per aumentare la resistenza e intensificare l'allenamento del core.

Integrare il Hollow Hold nella Routine di Pilates

Il Hollow Hold può essere integrato alla fine delle sessioni di Pilates come parte di un allenamento concentrato sul core, o usato come un test di resistenza muscolare per valutare i progressi nel tempo. È particolarmente utile per preparare il corpo per esercizi che richiedono una grande stabilità del core.

Preparazione per Tenere Traccia dei Progressi

L'abilità di mantenere il Hollow Hold per periodi prolungati è un indicatore eccellente della forza del core. Monitorare quanto tempo riesci a sostenere la posizione può servire come un metodo efficace per misurare i progressi nel rinforzamento del core. Questa metrica può essere utilizzata per impostare obiettivi e monitorare miglioramenti nel tempo, facilitando la transizione al prossimo punto focale del libro, che è il monitoraggio e la valutazione dei progressi personali.

Il Hollow Hold è un esercizio avanzato di Pilates che fornisce numerosi benefici per il rinforzo del core. Integrando questo esercizio nella tua routine e monitorando la tua capacità di mantenere la posizione nel tempo, puoi costruire una base solida per il core e migliorare significativamente la tua salute fisica complessiva, preparandoti per sfide più avanzate e per una valutazione accurata dei tuoi progressi.

Capitolo 10: Pianificazione attività di Pilates

10.1 Pianificazione Giornaliera di Pilates

Obiettivo: Stabilire una routine giornaliera flessibile ma completa per massimizzare i benefici del Pilates, enfatizzando una distribuzione equilibrata tra forza, flessibilità, e recupero.

Dettaglio del Contenuto: La pianificazione giornaliera deve includere una varietà di esercizi che stimolano diversi gruppi muscolari e promuovono il benessere fisico complessivo. È essenziale integrare momenti di intensità variabile per evitare sovraccarico e favorire un recupero adeguato.

- **Mattina:** Focalizzarsi su esercizi di riscaldamento e stretching leggero per preparare il corpo.

- **Pomeriggio:** Sessioni di Pilates più intense, focalizzate sul rafforzamento del core e sulla resistenza muscolare.

- **Sera:** Routine calmanti e di raffreddamento per favorire il rilassamento muscolare e il recupero.

Tabella Riassuntiva:

Orario	Attività	Focus	Durata
08:00 AM	Stretching e Riscaldamento	Mobilità	20 min
01:00 PM	Pilates Core e Resistenza	Forza e Resistenza	40 min
07:00 PM	Raffreddamento e Stretching	Recupero	20 min

10.2 Pianificazione Settimanale di Pilates

Obiettivo: Organizzare una settimana di allenamenti che bilancino adeguatamente lavoro e riposo, includendo una progressione nei livelli di difficoltà e varietà negli esercizi per prevenire la monotonia.

Dettaglio del Contenuto: La pianificazione settimanale deve assicurare che ogni area del corpo sia lavorata equamente, con un equilibrio tra sessioni di forza, flessibilità, e sessioni più leggere o di recupero.

Tabella Riassuntiva:

Giorno	Focus Principale	Attività Supplementare	Note
Lunedì	Core Strength	Breve Cardio	Intenso
Martedì	Flessibilità e Mobilità	Meditazione	Leggero
Mercoledì	Resistenza e Forza	-	Intenso
Giovedì	Giorno di Riposo	-	Riposo
Venerdì	Equilibrio e Coordinazione	Stretching Prolungato	Medio
Sabato	Pilates Avanzato	-	Intenso
Domenica	Recupero e Rilassamento	Passeggiata Leggera	Leggero

10.3 Pianificazione Mensile di Pilates

Obiettivo: Sviluppare un piano mensile che incoraggi la progressione graduale nell'intensità e nella complessità degli esercizi, introducendo nuovi concetti e tecniche per continuare a stimolare il corpo e la mente.

Dettaglio del Contenuto: Il piano mensile dovrebbe riflettere una curva di apprendimento che aumenta con il tempo, integrando le revisioni delle tecniche fondamentali e l'introduzione graduale di esercizi più avanzati.

Tabella Riassuntiva:

Settimana	Obiettivo	Focus Tecnico	Valutazione
1	Consolidamento Basi	Tecnica di Respirazione	Verifica
2	Incremento Intensità	Forza Core e Stabilità	Feedback
3	Introduzione Nuovi Esercizi	Equilibrio e Coordinazione	Adattamento
4	Rafforzamento e Revisione	Tutti gli Aspetti	Valutazione

10.4 Integrazione e Continuità: Concludere e Proseguire nel Cammino del Pilates

Questo libro, dedicato ai principianti del Pilates, è stato progettato per offrire una guida completa ed esaustiva attraverso il mondo del Pilates, dalla comprensione dei suoi principi fondamentali fino all'integrazione di una pratica regolare nella vita quotidiana. Attraverso ciascun capitolo, abbiamo esplorato passo dopo passo i benefici di questa disciplina, l'importanza della corretta tecnica, e abbiamo delineato programmi dettagliati per garantire progressi sostanziali e sostenibili in termini di forza, flessibilità, e benessere generale.

Il Pilates non è solo una serie di esercizi; è un approccio olistico al benessere che enfatizza il bilanciamento tra mente e corpo. Questo libro ha cercato di dimostrare come, attraverso la pratica del Pilates, sia possibile non solo migliorare la postura e la forza muscolare, ma anche aumentare la consapevolezza corporea e la connessione mentale. Abbiamo visto come gli esercizi di Pilates possono essere adattati per soddisfare una vasta gamma di esigenze e livelli di abilità, rendendoli accessibili a tutti.

Una delle chiavi per ottenere il massimo dalla pratica del Pilates è la coerenza. I programmi giornalieri, settimanali e mensili delineati in questo libro sono stati pensati per aiutare i lettori a costruire una routine che sia non solo efficace ma anche piacevole e gratificante. Abbiamo discusso l'importanza di monitorare i progressi per rimanere motivati e per regolare la pratica in base agli obiettivi personali e alle risposte del corpo.

Inoltre, il libro ha posto un forte accento sull'importanza di una comunità e di un supporto continuo. Che si tratti di partecipare a classi di gruppo, di utilizzare risorse online o di lavorare con un istruttore, avere una rete di supporto può fare una grande differenza nel mantenere l'entusiasmo e l'impegno nel tempo. Abbiamo esplorato diverse modalità per integrare il Pilates nella vita quotidiana, garantendo che diventi una pratica sostenibile e a lungo termine.

Infine, ci siamo concentrati sul futuro della pratica del Pilates per il singolo individuo, sottolineando l'importanza di continuare ad apprendere e ad evolvere. Il Pilates, come ogni forma di esercizio, è un viaggio di continua scoperta e adattamento. Man mano che crescono la competenza e la confidenza, si possono esplorare nuovi orizzonti nel Pilates, magari integrando nuove attrezzature, esplorando tecniche avanzate o addirittura insegnando agli altri.

Concludendo, questo libro non è solo una guida agli esercizi di Pilates; è un invito a intraprendere un percorso trasformativo che potrebbe cambiare il modo in cui vivi nel tuo corpo. È un percorso che richiede pazienza, dedizione e, soprattutto, un impegno verso l'autoascolto e il rispetto dei propri limiti, mentre si spinge verso il miglioramento continuo. Con il Pilates, ogni lettore ha l'opportunità di costruire una base solida per un benessere duraturo, dimostrando che la vera forza inizia dall'interno.

*Se pensi che questo libro ti sia piaciuto e ti abbia aiutato ti chiedo
solo di dedicare pochi secondi a lasciare una breve recensione su
Amazon!*

Grazie,

Francesco Martini